# 아토피탈모
# 피부질환
# 뿌리뽑기

아토피탈모
피부질환
뿌리뽑기

초판 1쇄 인쇄 2025년 1월 15일
초판 1쇄 발행 2025년 1월 22일

지 은 이 정우현
디 자 인 박애리, 김은정
펴 낸 이 백승대
펴 낸 곳 매직하우스

출판등록 2007년 9월 27일 제313-2007-000193
주    소 서울시 마포구 모래내로7길 38 서원빌딩 605호(성산동)
전    화 02) 323-8921
팩    스 02) 323-8920
이 메 일 magicsina@naver.com
I S B N 979-11-90822-27-5

*책값은 표지 뒤쪽에 있습니다.
*파본은 본사와 구입하신 서점에서 교환해드립니다.

지루성피부염 · 습진 · 건선 · 모낭염 · 모공각화증 · 탈모까지

# 아토피 탈모 피부질환 뿌리뽑기

수원 하늘토 한의원 정우현 지음

프롤로그

## 체질로 풀어가는 맞춤 아토피 및 피부질환 치료 전략

그동안 수만 명 이상의 아토피 지루성피부염 탈모 등 다양한 피부질환 환자분들이 하늘토한의원을 내원해 주셨습니다. 그중에는 아토피 같은 피부질환 치료가 처음이거나 양방에서 오랫동안 치료를 해오셨던 환자분, "한의원에서도 아토피 치료해요?"라고 묻는 환자분들까지 다양한 환자분들이 치료를 받으셨으며, 치료를 받으셨던 분들은 하늘토한의원에서 말하는 아토피 등 피부질환 치료의 의미가 단순히 피부염을 없애는 외적인 처치만을 말하는 것이 아니라는 것을 아실 것입니다.

2021년 중국 후베이성 우한시에서 처음 발생한 급성 호흡기 전염병인 코로나바이러스 감염증 즉 코로나19로 인하여 전 세계에서 가장 우수한 방역을 했음에도 국민들은 엄청난 희생을 감수해야 했습니다. 특히 자영업자들의 고통이 컸습니다. 그러나 코로나19의 방역 수칙 중의 기본인 마스크 착용의 일상화, 손씻기 등 위생에 신경을 쓴 결과 감기 호흡기 질환 같은 다른 질병들은 코로나19 이전에 비해 발병 비율이 확연히 줄게 되었습니다.

하지만, 이 책에서 다루는 아토피 피부염 탈모 질환 외에도 다양한 지루성피부염, 모낭염, 두드러기 같은 염증성 피부질환은 반대로 급격히 늘고 있으며 증상도 점점 더 맹독해지는 추세입니다. 특히 코로나 감염 후 또는 백신 접종 후 이유 없는 피부염에 시달리면서 피부과에서 처방하는 약들로도 계속 증상이 악화되는 아토피 피부염 탈모 환자들이 늘고 있으며 자가면역질환에 의한 피부질환과 탈모 환자들이 큰 괴로움에 시달리고 있습니다. 실내외 할 것 없이 마스크를 계속 쓸 수는 없습니다.

아토피성 피부염은 유전적인 요인도 있으며, 환경적인 요인도 있습니다. 특히 환경적인 요인의 경우에는 우리가 무엇을 먹느냐가 중요합니다. 가장 바람직한 것은 친환경 식재료를 먹는 것이 좋지만, 현실적으로 우리가 먹는 모든 것을 친환경 식재료로 바꿀 수는 없습니다. 육지에서 사용한 각종 농약의 잔류물들은 강물을 타고 바다로 흘러가고 있습니다. 잔류 농약으로 인한 오염뿐만 아니라 미세플라스틱으로 인한 바다 오염, 공장에서 무단 방류하는 중금속의 오염, 여기에 후쿠시마 원전 사고 같은 방사능 오염까지 바다의 오염은 더욱 치명적입니다. 특히 수산물을 즐겨 먹는 한국인에게 오염된 바다에서 생산된 수산물은 우리의 건강을 더 크게 위협하게 될 것입니다. 여기에 병충해에 강하고 수확량이 높이기 위한 유전자 변형 농산물도 우리의 건강을 위협하는 요인이 되고 있습니다.

아토피 피부염 탈모 등 다양한 피부질환들은 후진국보다는 선진국에서 오히려 발생빈도가 높다는 것은 아토피성 피부염이 급속한 도시화가 원인이라고 볼 수 있을 것입니다. 경제발전이 이루어질수록 아토피성 피부염은 계속해서 우리의 건강을 위협하게 될 것입니다.

이 책에서는 우리의 건강을 위협하고 있는 각종 피부질환에 대해 알아보고 그 처방을 한의학의 관점에서 제공하고 있습니다. 한방치료의 가장 효과적인 방법은 피부질환에 대한 면역력을 키우고, 질환이 나타난 피부를 함께 치료하는 것입니다. 개개인의 선천적인 체질을 고려한 맞춤식 한약 처방으로 장부의 균형을 맞추고 해독체질침술로 피부의 재생을 돕습니다. 이미 생긴 아토피 증상은 치료를 통해 해결하는 것이 맞지만, 아직 오지 않은 아토피는 미리 예방하고 관리하는 방법밖에는 없습니다. 피부가 자극을 받거나 건조해지지 않도록 신경을 쓰면서 식단 관리와 운동으로 규칙적인 생활을 지켜나가는 것이 바람직합니다.

피부는 겉으로 드러난 모습만 보고 치료해서는 근본적인 해결이 어렵습니다.

예로 나뭇잎이 시든다고 나뭇잎에 물을 뿌리는 방법은 당장은 나뭇잎이 촉촉하고 생기 있게 보일지 모르겠지만, 곧 다시 시들어 간다는 것은 누구나 다 아는 사실일 것입니다.

대부분의 사람은 나뭇잎이 시들 때는 그 뿌리에 물을 주려고 하지만 정작 피부에 문제가 있을 때는 화장품 등으로 피부에 영양분을 주려고 하는 등 몸속을 보지 않고 겉의 피부만을 보고 개선하고자 노력합니다.

**건강한 아토피 피부염 치료의 핵심에는 '체질'이 있습니다.**

한의학에서는 아토피 같은 피부질환의 발생 원인을 우리 몸속의 내장 기관에 문제가 생겨 기혈이 제대로 흐르지 못하고 피부로 열이 집중되어 나타난다고 보고 있으며, 같은 아토피 피부염이라도 체질에 따라 치료 방법은 달라집니다.

따라서 하늘토한의원에서는 최대한 자연적인 한방치료와 관리를 통해 아토피 탈모 같은 피부질환과 이별할 수 있도록 환자 개개인의 체질을 분석하여 맞춤 피부염 치료 전략을 시행하고 있습니다.

이 책이 아토피 탈모 피부질환으로 고생하고 있는 수많은 환자에게 고생을 덜고, 활기찬 사회생활을 누릴 수 있는 길을 안내해 주길 바랍니다. 한방은 어느 한 명의 위대한 한의학자의 연구보다는 수천 년 동안 내려온 임상 결과와 지금도 현장에서 묵묵히 일하고 있는 한의원 한의사들의 집단적인 결과물입니다. 그런 연구 결과물들이 이 책의 결과물을 만들어냈습니다. 이를 통해 피부질환과 탈모로 고생하고 있는 환자들의 쾌유를 빕니다.

### 국내 최초 피부질환 전문 네트워크 하늘토한의원

이 책은 한의학적인 관점, 각각의 피부질환 종류와 증상, 체질에 따른 아토피 등 피부염, 한방을 통한 피부질환 치료법, 올바른 피부염 관리법 등을 통해 주력 진료과목인 아토피, 지루성피부염 두드러기 탈모 등 다양한 피부질환을 다루었으며 그밖에 다양한 임상 사례를 부록으로 추가하였습니다. 국내 최초 여드름 아토피 탈모 등 피부질환 전문 네트워크인 하늘토한의원은 피부과 질환을 중점적으로 다루는 곳으로, 피부질환 치료의 전문화된 시스템과 노하우를 수만 명의 환자들에게 실제로 적용해 온 생생한 실전 피부 치료 프로그램을 다시 한번 공개합니다. 약간만 바꿔도 모든 것이 달라지는 놀라운 피부염 치료 프로그램을 통해 생얼 당당한 모습으로 다시 태어날 수 있도록 하늘토한의원이 피부질환으로 고민하시는 모든 분께 가이드가 되어 드리겠습니다. 특히 아토피 모공각화증 모낭염 탈모 치료 등을 위하여 수원 지역뿐만 아니라 광교, 용인, 안산, 오산, 평택, 화성, 서울, 안양, 분당, 강원도, 충청도 등의 타지에서 어렵게 내원해 주신 분들을 비롯하여 지역적으로 내원이 어려우셨던 모든 분께 이 책이 도움이 되었으면 하는 바람입니다.

끝으로 이 책이 나오기까지 물심양면으로 도와준 서울아산병원 정형외과 전문의 정재현 선생님을 비롯하여 무엇보다도 가까이에서 연구 자료와 환자 치료 케이스들을 수집하고 집필하는 데 큰 도움을 준 저희 하늘토한의원 수원점 실장 조선영, 관리실 팀장 남가빈 그리고 10년 가까이 저희와 함께 일께 일했던 실장 이영실에게 무한한 경의와 감사를 드립니다. 그리고 매직하우스 백승대 대표님에게 깊은 감사의 말씀을 전하며, 특히 한의대 학생 시절부터 친형처럼 격의 없이 가까이에서 저를 지금까지 이끌어주신 제 스승님이시고 인생의 멘토가 되어주시는 대전대학교 한의학과 학장님이신 김동희 교수님께 감사드립니다. 하늘토한의원을 통하여 많은 사람들이 내적인 건강함으로 인해 외적인 아름다움이 발현되길 기원합니다.

2025년 4월 15일

정우현

# 목차

# 1

Chapter

# 면역이란
# 무엇인가

# 코로나 바이러스와 면역

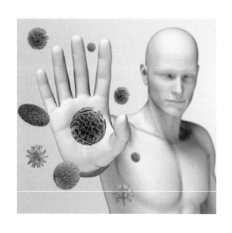

2022년의 봄. 여기저기 봄 꽃들이 피어나고 저마다 새로운 한해를 시작하는 설렘에 활기가 넘쳐나야 할 3월인데 전세계가 아직도 코로나19 바이러스로 인해 몸살을 앓고 있다. 지하철 버스에서 사람들은 모두 마스크를 하고 있고, 신천지교회 등을 비롯한 종교집회를 통하여 바이러스는 급속하게 지역사회를 오염시키고 있다. 이 바이러스로 인해 주가는 폭락하고, 소비심리는 위축되고, 대인관계는 단절되었다. 외식업에 종사하는 사람들은 파산을 걱정해야 하며, 비정규직 서비스업에 종사하는 사람들은 실업상태가 되었다. 그야말로 사회 전체가 붕괴되어 가고 있다. 특히 기저질환을 앓고 있는 고연령 환자들에게 이 바이러스는 매우 치명적이다. 하지만 이 바이러스는 50대 이하 젊은 사람들에겐 감기처럼 왔다가 감기처럼 지나가는 경향이 있다. 면역력이 강한 사람에게 이 바이러스는 무증상으로 왔다가 가기도 한다. 그럼에도 불구하고 젊은 사람들이 함께 마스크를 쓰고 조심해야 하는 이유는 이런 무증상 환자들이 면역력이 약한 사람들에게 전파하는 숙주 역할을 할 수도 있기 때문이다. 비록 나에게는 치명적이지 않으나 내 이웃을 사랑하는 마음으로 이 바이러스가 나에게 들어올 여지가 없도록 조심해야 하는 것이다. 그것이 내 부모님을 함께 지키는 길이기 때문이다. 다행히 대한민국은 매우 훌륭하게 모범적으로 잘 극복해가고 있다.

이 책을 통해서 다루는 모든 질병의 원인은 바이러스이다. 그렇다면 바이러스는 무엇인지 알 필요가 있다. 바이러스는 DNA나 RNA를 유전체genome로 가지고 있으며, 단백질로 둘러싸여 있는 구조를 하고 있다. 바이러스는 혼자서 증식이 불가능하여 숙주 세포host cell 내에서 복제를 하며, 세포 간에 감염infection을 통해서 증식한다. 동물, 식물, 박테리아 등 거의 모든 생명체에는 각각 감염되는 바이러스가 존재하며, AIDS나 독감과 같은 다양한 질환의 원인이 되기도 한다.

이런 바이러스가 몸에 침투하면 어떤 형태로든 반응이 일어나게 된다. 우리의 몸은 이런 다양한 바이러스가 침투하면 스스로 막아내는 능력이 있는 데 이를 면역력이라고 한다. 면역력은 사람마다 모두 다르다. 면역력이 강한 사람이 있는 반면 면역력이 부족하거나 거의 없는 사람도 있다. 면역력이 약한 사람에게 바이러스가 침투하면 그 사람에겐 매우 치명이다.

면역계는 선천적 혹은 후천적인 요소로 이루어질 수 있다. 예를 들어, 포유류의 선천적 면역은 이물질을 인식하고 반응하도록 프로그램된 원시 골수 세포로 구성된다. 적응 시스템은 림프구로 구성되는데, 이는 자기 자신을 인식하고 반응하지 않도록 프로그램되어 있다. 이상이 발생한 세포와 그렇지 않은 세포를 구분하여 표적이 된 세포에만 반응하는 것이다. 이물질에 대한 반응은 염증inflammation이라고 하고 염증을 스스로 극복하는 반응을 면역이라고 할 수 있다. 따라서 '건강'이라는 것은 면역계의 두 구성 요소가 인체 안에서 자기 자신은 보호하면서 이물질로 구분된 물질에 대해서는 염증과 면역반응을 일으켜 제거하는 역동적인 상태라고 할 수 있을 것이다. 같은 논리로 '질병'이란 이물질이 제거되지 않거나 이물질이 아니라 자신에 대해 면역계가 작동하는 상태가 된다.

자연 면역이라고도 하는 선천 면역은 유기체 구성, 즉 외부 자극이나 기존 감염 없이 유전자 구성으로 인해 존재하는 것으로 예를 들어 조류에는 바이러스가 침투해서 발병을 하나 사람 등 포유류에는 영향을 주지 않는 조류 인플루엔자 같은 것이다. 또한 같은 포유류 내에서도 사람과 동물 사이에 옮기지 못하는 경우도 있다.

후천 면역은 질병 유발원과 우연한 접촉을 통해 '자연적으로 획득한' 면역이 인체에 어떻게 형성되는 방식에 따라 세분되거나, 백신 접종처럼 의도적인 활동에 따라 전개되는 '인공적으로 획득한 면역'으로 분류된다.

코로나바이러스에 감염되었다가 스스로 치유된 사람은 '자연적으로 획득한 면역'을 획득한 것이라고 보면 된다. 코로나19 백신은 매우 소량을 인체에 인위적으로 침투시켜 항체를 만들어낸다면 이는 '인공적으로 획득한 면역'이라고 보면 된다.

하지만 코로나바이러스 백신이 나왔다고 해서 모든 것이 해결되는 것은 아니다. 그래서 일차적으로 바이러스의 침입으로부터 나와 내 이웃을 보호하기 위하여 불편하지만, 당분간은 마스크를 계속해서 써야 한다. 마스크보다 중요한 것은 손씻기이다. 비누로 손을 씻으면 대부분의 바이러스는 손에서 제거된다.

코로나19로 인하여 전국민이 마스크와 손씻기를 철저하게 지킨 덕분에 코로나19 외에 다른 유행성 바이러스 발병률이 매우 낮아졌다고 한다. 손씻기가 우리의 건강을 지키는데 얼마나 중요한 역을 하는지 보여주는 방증이다.

그리고 가장 중요한 것은 코로나바이러스로부터 내 몸을 지키는 가장 확실한 방법은 나의 면역력을 키우는 것이다. 면역력을 키우기 위해 규칙적인 운동을 하고, 면역력에 좋은 식생활을 하는 것이 중요하다. 면역력이 강한 사람에겐 코로나바이러스도 힘을 못쓴다.

# 수면과 면역력

시간은 누구에게나 하루 24시간이 주어지지만 24시간의 활용은 사람마다 각기 다르다. 수면 시간을 절약해서 자기계발에 쓰는 사람들도 매우 많다. 수면 시간을 아껴서 남들이 이루지 못하는 엄청난 성과를 이루었다는 나폴레옹 같은 무용담도 많다. 그래서 잠을 많이 자는 것은 성공에 대해 무관심하다는 인상을 주기도 한다.

하지만 건강한 삶을 위해서는 적당한 수면 시간이 무엇보다 중요하다. 대부분 피부질환이 면역체계가 무너져서 발생하게 되는데, 면역력을 강화하기 위해서는 무엇보다도 적당한 수면 시간이 중요하다.

수면이 부족하게 되면 체내의 바이러스에 대항하는 면역체계 작용을 억제하기 때문에 예방접종을 하더라도 외부 감염의 위험이 크다. 수면 부족은 면역력 저하뿐만 아니라 당뇨, 인지 기능 저하, 비만, 심혈관 질환 등 다양한 질환의 원인이 될 수 있다.

성인의 경우 하루 6시간 이하로 수면을 취하거나 10시간 이상 과하게 수면을 취하게 될 경우 건강에 좋지 않으며 적정한 수면시간은 7~9

시간으로 최적의 시간으로는 7시간 30분으로 알려져 있다. 또한, 밤 10시에서 2시 사이에 취침해야 면역력 회복에 큰 효과를 볼 수 있다.

면역체계 면역력 강화 수면법으로는 무엇이 있는지에 대해 알아보고자 한다.

무엇보다 수면을 취할 때는 양질의 수면이 중요한데 숙면을 취하기 위해서는 주변 환경을 개선해 주는 것이 좋다. 취침 2시간 전부터는 집안의 조명을 어둡게 조성하여 멜라토닌 분비를 활발하게 해주는 게 좋으며 스마트폰이나 컴퓨터, 티비와 같은 백색 파장의 빛은 멀리해야 한다.

숙면에 좋은 음식으로는 대추가 있다. 대추는 스트레스나 신경성 불면을 완화하는 데 큰 효과가 있는 음식으로 비타민C가 풍부하게 있어 피로회복과 호흡기 질환, 면역력 강화에도 효과를 볼 수 있다.

대추 외에 트립토판 성분이 풍부하게 있는 바나나, 우유 등이 숙면에 큰 도움을 줄 수 있다.

면역력 강화 수면을 위한 방법으로 가장 좋은 것은 운동이다. 하루 20분 이상 걷는 것이 매우 좋다. 힘들게 경보나 뛸 필요없이 자신에게 맞는 걷기 강도를 찾는 것이 좋다. 유산소 운동 후에는 항산화 성분 섭취가 필수적이다.

대표적인 식품으로는 토마토, 미역, 김치, 버섯, 포도, 파프리카 등이 있다. 체내 면역력 증진에 꼭 필요한 영양소가 들어 있다. 이런 식품들은 비타민C를 비롯한 다양한 항산화 성분이 들어있다.

매일 이렇게 꾸준하게 항산화 성분의 식품을 섭취하게 되면 암세포는 비타민C를 당분이라고 착각하여 결국에는 굶어 죽게 된다. 이렇게 효과적인 운동과 음식 섭취 후에 잔다면 완벽한 면역력 강화 수면법이 될 수 있다.

면역력 강화를 위해서는 숙면이 필요하다. 숙면이 곤란해지면 피부병, 폐렴, 패혈증 등의 질환이 나타날 수 있다.

일주일 중 어느 특정한 날에 잠을 몰아서 자는 분들이 있는데 면역력 강화에 도움이 되지 않는다. 피로나 스트레스가 풀려서 혈중 스트레스 호로몬은 감소할 수 있지만, 수면 패턴이 깨져서 다음날 수면을 방해하고, 면역력을 떨어뜨리는 역효과가 나타날 수 있다. 부득이하게 잠을 몰아서 자야 한다면 평소 수면 시간보다 2시 정도 더 자는 것이 좋다.

# 한의학에서 말하는 체질이란 무엇인가?

체질이란 사람을 구분하는 기준의 하나다. 비슷한 사람이라도 체질에 따라서 차이가 나고, 전혀 다른 사람도 같은 체질이기 때문에 공통적인 특징이 있다.

똑같이 감기에 걸려도 어떤 사람은 추워서 덜덜 떨고 소화도 안 되고 땀만 흘리는가 하면, 어떤 사람은 온몸이 다 아프고 기침, 가래가 심하고 땀은 전혀 안 흘리고, 또 어떤 사람들은 가슴이 답답하고 추웠다 더웠다 입만 마르기도 하는 등 증상의 차이가 있다.

감기라는 같은 병인데도 이런 증상의 차이를 보이는 이유는 개개인의 체질이 서로 다르기 때문이다. 어떤 사람은 위장이 안 좋아서, 어떤 사람은 폐가 안 좋아서, 또 어떤 사람은 신장이 안 좋아 감기에 걸리기 때문에 증상의 차이가 있는 것이다.

이처럼 우리 몸은 병에 걸리기 쉬운 장기들이 다르고 증상이 다르다는 것을 알게 되면서 체질이라는 것이 구분되어야 한다는 인식이 싹트기 시작한 것이다.

따라서 우리 한의학에서는 같은 음식을 먹더라도 어떤 사람에는 약이 되는 경우도 있지만 어떤 사람에는 좋지 않은 영향을 끼치는 경우가 있다고 보고 있다. 따라서 같은 병을 가지고 약을 처방할 때도 그 사람의 체질에 따라 서로 다른 약재를 사용하고 다른 방법으로 치료하는 것이다.

현재 우리가 많이 알고 있는 '사상 체질'이란, 조선 말기에 이제마 선생께서 사상이라는 체계에 기본을 두고 사람을 크게 태양인太陽人, 태음인太陰人, 소양인少陽人, 소음인少陰人의 네 가지 체질로 구분한 이론을 말하는 것이다.

이것은 기존의 체질 이론과 확연히 구분되는 이론으로서 근 100년 동안 수많은 임상시험을 통하여 정확성과 과학성을 입증한 체질 의학의 결정판이라 할 수 있다. 사상의학에 따르면 체질별로 잘 걸리는 병과 잘 걸리지 않는 병을 파악할 수 있고 병을 치료하는 방법뿐만 아니라 평상시의 건강관리 방법도 체계적으로 알 수 있다.

이제마 선생은 원래 유학을 공부한 선비였는데, 자신의 병든 몸을 치료하기 위해 백방으로 애를 쓰다가 의학을 공부해 사상의학설까지 주장한 대단한 분이라고 할 수 있다. 이제마 선생의 사상 체질 이론은 오늘날에도 가장 주목받는 체질 이론으로, 큰 뼈대는 변하지 않고 계속해서 이어지고 있다.

# 체질을 구별하는 기준

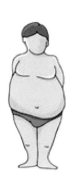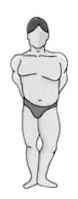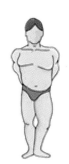

   체질 개선이란 체질 자체를 다른 체질로 바꾼다는 말이 아니고, '어떤 체질에서 부족한 부분은 보충하고 넘치는 부분은 뺌으로써 균형 잡힌 체질로 만들어 준다'는 것이다.

   각 체질에는 기운이 부족한 장기가 있고 기운이 너무 넘치는 장기도 있게 마련이다. 부족한 것도 병이지만 넘치는 것 또한 병이 된다. 모든 체질마다 장점이 있고 단점이 있는 것이다. 따라서 자신의 체질

에 너무 얽매일 게 아니라, 좋은 점과 체질상 유념해야 할 점을 잘 알
고 생활 속에 실천한다면 건강 유지에 많은 도움이 된다.

## 태양인太陽人

### 외모

전체 사상인 중에서 가장 숫자가 적어 구별하기 어려운 체질이다.
대개 상체가 발달했고 허리 부위가 빈약하고 머리가 크고 둥근 편이

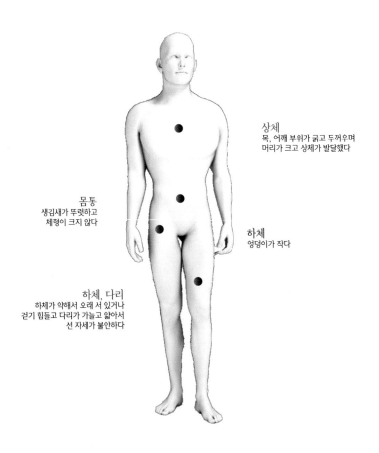

상체
목, 어깨 부위가 굵고 두꺼우며
머리가 크고 상체가 발달했다

몸통
생김새가 뚜렷하고
체형이 크지 않다

하체
엉덩이가 작다

하체, 다리
하체가 약해서 오래 서 있거나
걷기 힘들고 다리가 가늘고 얇아서
선 자세가 불안하다

며 근육은 비교적 적고 광대뼈가 나온 사람이 많다. 이마는 넓고 눈은 빛난다. 허리가 약하여 오래 앉거나 서 있지 못하고 오래 걷지도 못하며 기대거나 눕기를 좋아한다.

### 심성

용맹스럽고 적극적이며 남성다운 성격의 소유자로 사고력이 뛰어나고 누구와도 잘 사귀며 판단력이 뛰어나 진취적인 기상이 있다고 볼 수 있다. 하지만 영웅심과 자존심이 강해 일이 뜻대로 안될 경우 크게 분노를 일으켜 건강을 해칠 수도 있다. 머리가 좋고 창의력이 뛰어나서 남이 생각지 못하는 기발한 생각을 해내는 경우가 많다. 사상의학을 창시한 이제마 선생이 바로 이 체질에 속하는 분이다.

### 병증

태양인은 체력이 좋고 병이 잘 생기지 않지만 극심한 소화불량 환자가 많은 편이다. 피부가 건조해서 건성 피부로 인해서 트러블이 자주 올라오는 체질이라 가려움증과 여드름을 주의해야 한다. 폐 기능이 발달하지만, 간 기능은 약해서 아토피성 피부질환이 여드름과 동반되기 쉬우며 술이 특히 해로우니 조심해야 한다.

하루에 물 10잔 이상은 마시는 습관을 갖도록 하면 좋다.

# 태음인太陰人

## 외모

태음인은 외관상 골격이 굵고 비대한 사람이 많은 편이다. 손발이 크고 피부가 거칠어서 겨울엔 손발이 잘 트는 경향이 있다. 피부병에 잘 걸리며 피부가 습윤한 느낌을 준다. 몸을 조금만 움직여도 땀을 많이 흘리고 힘든 일을 할 때는 더욱 심하게 땀을 흘린다. 이 체질은 어느 정도 땀을 흘려야 정상적인 건강이 유지되는데, 반대로 땀을 전

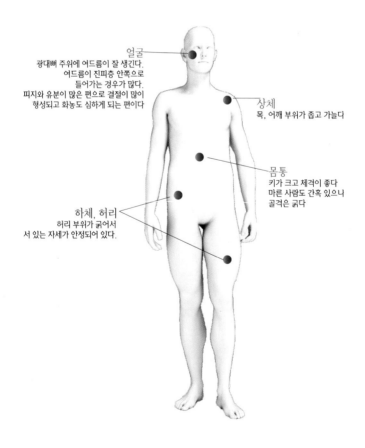

얼굴
광대뼈 주위에 여드름이 잘 생긴다.
여드름이 진피층 안쪽으로
들어가는 경우가 많다.
피지와 유분이 많은 편으로 결절이 많이
형성되고 화농도 심하게 되는 편이다

상체
목, 어깨 부위가 좁고 가늘다

몸통
키가 크고 체격이 좋다
마른 사람도 간혹 있으니
골격은 굵다

하체, 허리
허리 부위가 굵어서
서 있는 자세가 안정되어 있다.

혀 흘리지 않는다면 병이 있다고 보아야 한다.

이목구비의 윤곽이 뚜렷하고 걸음걸이는 무게 있고 안정감 있어 보이지만, 걸을 때 상체를 다소 수그리는 경향이 있다. 허리가 굵고 배가 나와 거만해 보이기도 한다.

### 심성

말이 적은 편이고 이해타산을 따지는 데 뛰어나다. 한번 시작한 일은 소처럼 꾸준히 노력하여 성취하는 지구력이 있어 크게 성공하는 일이 많다. 자기의 주장은 남이 듣거나 말거나 끝까지 소신껏 피력하고, 말하는 게 조리가 없는 것 같지만 골자가 있고 유머 감각이 뛰어난 경우도 많다. 겉으론 점잖은 것 같지만 속으론 음흉한 편이고 좀처럼 속마음을 알 수 없는 체질이다. 잘못된 것을 알면서도 미련스럽게 밀어붙이는 우둔한 면도 있다.

여자의 경우 체격이 크고 이목구비가 시원스러워 품위가 있어 보이고, 남자의 경우 다소 무서운 인상이어서 성난 듯이 보이기도 한다.

### 병증

간의 기능이 좋고 폐, 심장, 대장, 피부의 기능은 약한 편이다. 폐 기능이 약해서 기관지 질환이 많이 나타나고 숨이 가쁜 경우가 많다. 위나 대장에도 문제가 잘 나타나는 체질이라 다른 체질에 비해서 알레르기 질환이 잘 생기고 아토피 피부염이나 여드름도 잘 생기는 체질이다.

혈액을 맑게 하는 갈근이나 율무 등의 약재로 구성된 차를 자주 복용하면 도움이 된다.

## 소양인少陽人

### 외모

소양인은 수가 많고 비교적 구분하기가 쉬운 편이다. 외형적으로 가슴이 발달하고 둔부가 빈약한 편이어서 앉은 모습이 외로워 보이기도 한다. 상체는 잘 발달하였지만, 하체가 약해 걸음이 빠르고 경망스러워 보이기도 한다. 머리는 작고 둥근 편이며 앞뒤가 나온 사람도 있다. 눈매는 날카로워 보이고, 입술은 얇고 턱은 뾰족한 편이다. 살결은 희고 윤기가 적어 땀은 그다지 흘리지 않는다.

목소리는 낭랑한데 말을 함부로 하는 경향이 있어서 흥분하면 말에 조리가 없어지기도 한다. 무슨 일이나 빨리 시작하고 끝내서 일하는 솜씨가 거칠고 실수가 많은 편이다. 일에 싫증을 느껴서 일 처리가 용두사미 격인 경우도 있다.

### 심성

항상 밖으로 나가기를 좋아해서 자신의 일이나 가정을 소홀히 여기는 편이다. 하지만 남의 일에 희생을 잘하고 보람을 느끼는 모습 때문에 의리 있는 사람으로 보이기도 한다. 판단력은 빠르지만 계획성이 조금 부족한 편이다. 시작은 잘하나 포기도 쉽게 잘하는 사람이다.

불의를 보면 참지 못하지만, 상대가 뉘우치면 쉽게 용서하고 동정심을 가진다. 솔직담백하며 꾸밈이 없고 아첨을 매우 싫어한다. 열이 많은 관계로, 항상 냉수를 즐겨 마시고 빙과류를 많이 먹어도 여간해서 배탈이 나지 않는 체질이다.

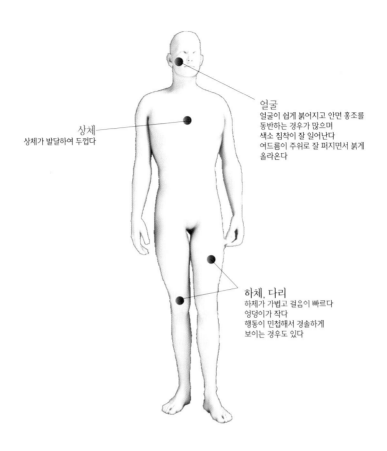

얼굴
얼굴이 쉽게 붉어지고 안면 홍조를
동반하는 경우가 많으며
색소 침착이 잘 일어난다
여드름이 주위로 잘 퍼지면서 붉게
올라온다

상체
상체가 발달하여 두껍다

하체, 다리
하체가 가볍고 걸음이 빠르다
엉덩이가 작다
행동이 민첩해서 경솔하게
보이는 경우도 있다

**병증**

소양인은 비뇨 생식 기능이 약해서 성 기능이 약한 편이다. 비위의 기능은 좋아 소화력이 활발한 편이다. 소양인 여성은 신장이 작아서 생식 기능이 약하므로 생리통이나 생리불순이 오기 쉽다. 뼈가 약해서 골다공증이 오기 쉽고 요통도 많은 편이다. 또 열이 많아 더위를 많이 타고 다른 체질에 비해 땀과 피지 분비가 많은 편이다. 모공에는 노폐물과 피지가 잘 축적되어 잡균이 번식하기 쉬워서 아토피 피부염, 지루성 피부염이나 뾰루지, 여드름 같은 트러블이 자주 생기는 편이다.

## 소음인少陰人

### 외모

외형상으로 상하의 균형이 잘 잡혀 있고 보편적으로 체구는 작은 편이다. 전체적으로 체격이 마르고 약한 편이다. 엉덩이가 크고 머리는 작고 어깨는 좁다.

용모가 오밀조밀하게 잘 짜여 있어서 여자라면 예쁘고 애교가 많은 편이다. 이마는 약간 나오고 이목구비가 크지 않고 다소곳한 인상이다. 피부가 부드럽고 땀이 적으며 걸음걸이가 얌전한 편이며, 말할 때 눈웃음을 짓는 경우가 많다.

### 심성

내성적이며 소극적이고 사교적인 데가 있어서 겉으론 부드럽고 겸손한 것 같지만, 마음속으로는 강하고 치밀한 면이 있다. 매사를 자기 본위로 생각하는 경향이 있고 실리를 얻기 위해서는 수단과 방법을 가리지 않은 면도 있다. 머리가 총명하여 판단력이 빠르고 사무적이어서 윗사람에게 잘 보인다. 자기가 하는 일에 남이 손대는 것을 싫어하고, 질투심도 강하다.

### 병증

신장의 기능이 좋고 비위(췌장과 위장)의 기능이 약한 편이다. 식욕이 많지 않은 편이고 먹어도 불편함을 느낄 때가 많다. 혈액순환이 잘 안 되는 특징으로 피부가 대부분 하얗다. 또한 비위기능이 약해서 육류 섭취가 적은 편이다. 그래서 단백질 부족으로 피부가 하얗고

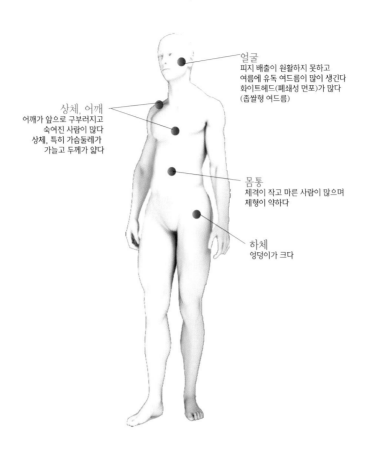

얼굴
피지 배출이 원활하지 못하고
여름에 유독 여드름이 많이 생긴다
화이트헤드(폐쇄성 면포)가 많다
(좁쌀형 여드름)

상체, 어깨
어깨가 앞으로 구부러지고
숙여진 사람이 많다
상체, 특히 가슴둘레가
가늘고 두께가 얇다

몸통
체격이 작고 마른 사람이 많으며
체형이 약하다

하체
엉덩이가 크다

얇으며 거칠고 건조하여 피부 건조증으로 인한 약해진 피부장벽으로 아토피 지루성 피부염, 모발 탈락 등의 증상들이 많이 생긴다.

이 체질은 신장기능이 강하여 사춘기가 빠르고 생식기능이 강한 편이다. 하체가 튼튼하니 달리기에 재능이 있고 지구력도 뛰어나 장거리 달리기를 잘한다. 허리는 강하지만 복부는 약한 편. 찬 음식을 피하고, 따뜻한 음식을 먹어야 한다. 소화만 잘되면 대체로 건강한 편이다.

## 체질에 따른 좋은 음식

| | 도움이 되는 음식 | 도움이 되지 않는 음식 |
|---|---|---|
| 태양인 | 붕어, 새우, 오이, 감, 포도, 모과, 앵두, 배추, 시금치, 냉면, 메밀, 쌀, 조개류 | 무, 고추, 마늘, 매실, 은행, 콩, 호두, 커피, 수수, 밤, 밀가루, 버터, 설탕, 소고기, 돼지고기 |
| 태음인 | 도라지, 더덕, 마, 무, 미역, 밤, 호두, 고구마, 땅콩, 잣, 은행, 연근, 옥수수, 율무, 갈근차 | 배추, 미나리, 포도, 돼지고기, 검은콩, 감, 녹두, 곶감, 귤, 우렁이, 게, 조개류 |
| 소양인 | 가물치, 게, 가자미, 자라, 잉어, 전복, 조개류, 딸기, 바나나, 참외, 호박, 오리고기, 오징어, 오이, 우엉 | 인삼, 녹용, 사과, 개고기, 닭고기, 벌꿀, 찹쌀, 차조, 오렌지, 겨자 |
| 소음인 | 개고기, 닭고기, 복숭아, 사과, 토마토, 파, 고추, 마늘, 감, 대추, 감자, 엿 | 딸기, 바나나, 참외, 오이, 돼지고기, 맥주, 메밀, 밀가루, 오징어 |

# 한의학과 서양의학의 가장 큰 차이점

한의학이 더 뛰어나다, 서양의학이 더 뛰어나다 말할 수는 없다. 하지만 둘 사이의 큰 차이점 가운데 하나는 인간의 질병을 어떻게 바라보는지에 대한 관점이다. 서양의학은 질병을 '정복하여 없앤다'는 쪽이고 한의학은 질병을 '다스린다'는 쪽으로 보면 된다.

서양의학은 질병의 원인을 주로 외부적인 인자因子 즉, 세균이나 바이러스 등이라고 보기 때문에 치료 방법도 이러한 것들을 제거하는 데 초점을 맞춘다. 화학적 약물을 이용해 몸속에 침투한 세균을 죽인다든지 이상이 생긴 부위를 수술을 통해 도려낸다.

그래서 서양의학의 발전은 주로 수술 요법이나 화학 약품 혹은 각종 최첨단 질병 진단 기기의 형태로 나타난다. 그렇다고 현대 인간의 질병이 모두 정복되어 사라지진 않는다. 오히려 없던 병들도 생겨나고 온갖 항생제에 대해 내성을 지닌 슈퍼세균까지 출현해서 인간을 위협하고 있다.

이에 반해 한의학에서는 질병의 발생 요인을 주로 사람의 기력氣力,

즉 건강한 기운인 정기正氣가 질병을 일으키는 사악한 기운으로부터 인체를 방어하지 못해 발생하는 것으로 보고 있다. 이는 인체의 저항 능력이 떨어진 것을 주요 요인으로 보는 것이다.

감기를 예로 들면, 감기를 일으키는 바이러스가 인체에 침입했더라도 우리 몸의 저항력이 강하면 별 이상이 없지만, 저항력이 약할 때는 미약한 병균일지라도 독감을 일으키기도 하고 경우에 따라선 폐렴까지도 발전할 수 있다.

또한 한의학에서는 질병의 발생을 단순히 몸의 일부분에 국한된 이상異常으로만 보지 않고, 몸 전체의 생리적인 부조화로 파악해서 치료한다. 인체의 조직이나 기관, 내부 장기는 각기 분리되어 따로 노는 것이 아니고, 생명활동이라는 대전제 아래 기능적으로 조화를 이루고 있기 때문이다. 따라서 한의학에서는 질병을 치료할 때 병균 자체를 제거하는 데 초점을 맞추는 게 아니다. 대신 인체의 저항력을 기르는 데 주력하고 몸 전체의 상호 연관 관계를 충분히 고려하여 치료하는 것이 특징이다.

감기의 예방약이나 치료제는 아직까진 없다. 병원에 가서 감기를 치료한다는 것은 이미 발병한 감기의 증상을 완화해주는 약을 처방해 주는 것뿐이다. 두통이 있으면 두통약, 열이 있으면 해열제, 기침이 나면 기침을 줄여주는 약을 주는 것이다.

따라서 모든 감기는 약이 없어도 2주 정도면 저절로 낫는 게 정상이다.

자, 여러분이 감기에 걸려 온몸이 떨리고 춥고 머리 아프고 열이 펄펄 끓는다고 생각해 보라. 병원에 가면 열을 내리는 해열제, 두통약을 처방해 주고 몸에 오한이 나니까 집에 가서 두꺼운 이불을 덮고 푹 쉬면서 약 먹고 땀을 빼면 좋아질 거라고 말할 거다. 사실 그것 말곤 방법이 없다. 이제 남은 건 우리 몸의 면역체계가 감기 바이러스를 빨리 없애길 기다리는 것뿐이다.

하지만 한의학에서는 오한·발열이 있고 기침을 하는 근본 원인을 찾아 몸의 내부 저항력을 높여주는 근본 처방을 한다. 다음에 감기 바이러스가 침투하더라도 우리 몸이 정상 기능을 해 별 탈 없이 감기를 이겨낼 수 있도록 하는 것이다.

우리가 아주 심하게 체했을 때도 몸에 오한이 오고, 머리가 아프고, 식은땀이 나는 등, 감기와 비슷한 증상을 보인다. 이때는 위장을 보호해 줘야 한다. 두통약을 먹는다고 해결되지는 않는다. 어떤 질병의 국부적인 이상만을 해결하려 하면 그 질병의 근본 원인은 몸에 남아 나중에 또 문제를 일으킬 수 있다.

이러한 한의학의 질병 치료방법은 현대에 와서 더욱 인정받고 있다. 특히 특별한 원인 없이 발생하는 현대의 난치성 질병의 치료에 더욱 효과를 발휘하고 있다. 그 중에서도 피부과의 대표 질환인 여드름과 아토피에서 탁월한 성과를 발휘하고 있다. 왜냐하면 질병들은 환자 개개인의 특징과 외부의 무수한 원인들이 복합적으로 작용하여 발생하기 때문이다. 완전 자연주의적인 치료방법이 환경오염과 스트레스 등 온갖 사회적인 부작용으로 발생하는 난치병 치료에 새로운 희망을 보여주고 있다. 말 그대로 웰빙 시대에 걸맞은 웰빙 치료법이라 할 수 있다.

# 한의학에서는 피부를 어떻게 바라보나?

　살갗이라 불리는 피부는 우리 몸의 아주 중요한 기관 중 하나이다. 예로부터 한의학에서는 피부를 매우 중요시했고 우리 몸의 이상 징후를 제일 먼저 알려주는 곳으로 파악하고 있다. 특히 얼굴은 '내장을 비춰주는 거울'이라고 해서 얼굴에 나타나는 여러 가지 피부 문제는 더 중요하게 다루었다.

　왜냐하면 우리 내부 장기의 모든 경락은 얼굴에 집중되어 있다. 따라서 얼굴에 뭐가 난다는 건 우리 몸 내부에 이상이 생겼다는 신호라고 할 수 있다. 이렇듯 한의학은 피부에 나타난 사소한 뾰루지조차도 지나치지 않고 질병 치료에 활용하는 아주 세밀하고 과학적인 의학이다.

　요즘 성형수술을 통해서 인조 미인이나 미남들이 많이 생겨나고 있다. 하지만 피부 미인은 인공적으로 만들어낼 수 없다. 건강하고 깨끗한 피부는 예나 지금이나 모든 여성의 선망 대상이긴 하지만, 피부는 한두 가지 잘한다고 좋아지는 게 아니다. 만약에 성형으로 쉽게 피부미인이 된다면 무슨 문제가 있겠는가?

피부 성형이라 할 수 있는 박피가 피부를 깨끗하게 해준다고 하지만 피부의 문제를 근본적으로 해결해주는 것이라 볼 순 없다. 모두 다는 아니지만 피부에 잡티나 기미, 여드름 등이 생기는 근본 원인을 치료하지 않는 박피술은 피부를 금방 원래대로 돌려놓을 가능성이 크다.

그렇다고 그때마다 인공적으로 피부 표면을 벗겨 낼 것인가? 그러다 고운 얼굴 다 벗겨지고 말 것이다. 박피를 많이 하다 보면 피부 표면이 얇아지고 모세혈관을 자극해서 얼굴이 벌게지고 쉽게 세균에 감염된다. 그럼 또 다른 피부 문제를 야기할 수도 있는 것이다.

잡티 하나 없이 맑고 깨끗한 피부 미인은 그야말로 온몸의 모든 오장육부의 기운이 바람직하게 조화를 이루고 있을 때 나타나는 한 인간의 총체적 건강의 결정판이라고 할 수 있다. 그래서 얼굴 미인보다 피부 미인을 더욱 높게 보는 것이다.

조금만 피곤해도 얼굴이 푸석푸석해지거나, 위장이 안 좋거나 변비가 조금만 있어도 뾰루지가 돋는다. 그것뿐이 아니다. 심리적인 문제가 있을 때도 눈가에 기미가 생기고 다크 서클이 자리 잡는다. 이렇듯 피부는 엄청나게 민감해서 피부 미인이 되기는 보통 힘든 일이 아니다.

그렇다면 우리의 피부는 인체에서 어떤 역할을 할까? 가장 중요한 것은 몸의 내부를 보호하는 기능이다. 피부는 방수막과 같은 보호막 구실을 하는데, 외부의 나쁜 물질이나 세균의 침투를 방어해 주고, 몸속 수분의 증발을 막아 주며 체온을 일정하게 유지해주는 일을 한다. 그리고 분비 및 배설 작업을 통해 땀이나 피지 등의 형태로 몸속의 탁해진 산소나 지방, 비소, 요오드, 수은 등의 독성 물질을 인체 밖으로 내보내 주기도 한다.

그래서 독살이나 약물 중독으로 사망한 사람은 피부 조직이나 머리카락을 검사해 보면 알 수 있는 거다. 근데 머리카락도 피부냐고? 맞다, 털과 머리카락도 피부의 일부분으로 분류하고 있다.

피부의 구조는 다음 그림을 보면 쉽게 알 수 있다.

주된 호흡기관으로서 우리 피부를 전체적으로 관장하는 내부 기관은 폐로 알려져 있다. 폐에 열이 많고 이상이 생겼을 때 피부에 여러 가지 문제가 생기게 된다. 피부도 호흡을 한다. 호흡은 폐가 하는 것

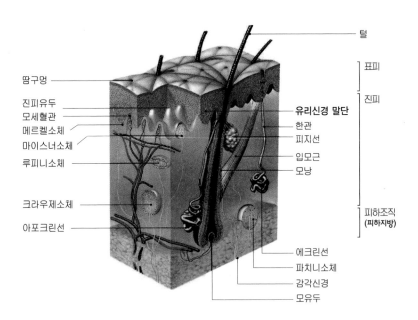

출처: 「아틀라스 피부관리학」, 정종영·김미연 저(2006)

으로 알려져 있지만, 아주 작은 양이지만 피부 역시 폐와 같이 외부의 산소를 받아들이는 작용을 한다.

이렇게 몸속에 있는 나쁜 물질을 내보내고, 외부의 좋은 기운을 받아들이는 피부에 화장을 짙게 하면 피부가 제 역할을 할 수 없다. 당연히 잘못된 화장은 우리 피부의 모공과 땀구멍을 막아버려 피부를 더욱 지치게 한다. 여드름이나 잡티 등을 가리려고 화장을 짙게 하면 자칫 피부 트러블을 더욱 심하게 만들 수도 있으니 화장품 선택도 조심해야 하고, 평소 화장하는 습관도 잘 들여야 한다.

한의학에서는 피부를 보면 그 사람의 건강 상태를 알 수 있다고 했다. 예로부터 명의는 환자의 피부색과 상태만 보고도 몸속 어디에 이상이 있는지 알 수 있었다고 한다.

흔히 '안색이 창백하다', '병색이 깊다'라는 말을 쓰는데 위장이 좋지 않거나, 생리불순이나 생리통이 심할 때 턱 부위를 비롯하여 피부에 여드름이 나는 경우도 있고, 식중독에 걸리면 온몸에 발진 같은 두드러기가 돋기도 한다. 그래서 피부는 우리 몸과 마음의 거울이라는 거다.

우리가 이 책에서 자세히 알아보려고 하는 아토피 피부염 등 각종 피부질환도 이러한 몸의 균형을 바로잡는 관점에서 서술하고자 하는 것이다.

# 피부에 직접 영향을 끼치는 우리 몸의 내부 요인

　피부가 건강하다는 말은 무슨 뜻일까? 피부가 양질의 영양분을 공급받고 피부를 통해 몸속의 각종 불순물과 노폐물이 잘 배출된다는 뜻이다.

　만약 우리 내장에 이상이 생겨 기가 막히거나 흐름에 방해를 받는다면 어떻게 될까? 외부의 좋은 기운을 받아들이고 몸속의 나쁜 것을 배출하는 작용인 기氣가 제대로 순환하지 못하니까 기를 통해 흐르는 몸속의 열이 아래로 못 가고 자꾸 위로만 치솟게 된다. 그 열은 우리 몸 중에 가장 높은 곳인 얼굴에 축적된다. 그 열이 뻥하고 얼굴 피부 위로 터지면 그게 여드름이나 뾰루지인 거다.

　또 기가 막히게 되면 혈액순환에도 문제가 생길 것이고, 약해진 기의 흐름으로 인해 몸속 노폐물과 세균들이 체외로 잘 배출되지 못하고 피부에 쌓이게 된다. 그렇게 되면 피부는 힘이 들고 탄력을 잃어 색깔도 안 좋아지다 마침내는 기미, 주름, 각질, 여드름 등등 각종 피부 문제를 일으키게 된다.

피부 건강에 주로 영향을 미치는 내부 요인들은 주로 영양공급과 호흡에 관련된 기관들인데 바로 아래의 다섯 가지다.

## 혈액

흡혈귀 드라큘라를 모르는 사람은 없을 것이다. 드라큘라는 사람들의 피를 빨아 자신의 영원불멸의 생을 유지한다고 한다. 물론 배가 고프면 뭐든 가리지 않고 모든 피를 빨아 먹겠지만 이왕이면 깨끗하고 싱싱한 피가 좋을 것이다.

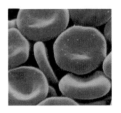

우리의 혈액 속에는 온갖 영양분이 포함되어 있다. 피부 역시 혈액으로부터 영양분을 공급받는다. 따라서 혈액이 노폐물 없이 깨끗하고 양이 충분하며, 몸 구석구석 피가 잘 돌면 우리 피부 역시 좋은 상태를 유지할 수 있다.

병자나 몸이 허약한 사람들의 피부가 푸석푸석하고 거칠고 주름이 많은 건 혈액이 탁하고 잘 흐르지 못하기 때문이다. 건강한 피부를 위해서는 피를 맑고 깨끗하게 유지하는 노력이 중요하다고 할 수 있다.

## 기氣

우리 몸에 기가 부족하면 몸이 허하다고 한다. 그런 사람들은 혈색이 창백하고 피부는 바싹 마르게 된다. 주름도 많이 지고 몸의 각질도 많이 일어나는 특징이 있다.

아무리 혈액이 좋아도 우리 몸의 에너지 즉, 기가 충만하지 못하면

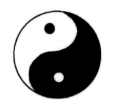

말짱 헛수고가 된다. 혈액으로부터 피부가 영양을 공급받더라도 피부는 기의 작용에 의해 몸속의 불순물과 열을 외부로 배출하고 자연의 신선한 산소와 기운을 받아들이는데, 기가 충만하지 못하면 혈액순환에도 문제가 생기게 되고 피부 건강에도 좋지 않다. 한마디로 기는 우리 몸속의 펌프와 같은 역할을 한다고 할 수 있다.

## 진액津液

진액이란 우리 몸속에서 만들어지는 액체 성분의 영양분이라고 생각하면 된다. 우리 피부가 얼마나 깨끗하고 윤택한가는 얼마만큼의 양질의 진액을 공급받느냐에 달려 있다.

자주 쓰는 말로 '진이 빠진다'라는 표현이 있지 않은가. 이 말은 무슨 뜻일까? 아주 힘들고 고통스런 상황에서 자신의 모든 힘을 진력을 다해 바쳤을 때 주로 하는 말이다. '거의 죽다 살았다'라고 생각하면 된다. 다들 경험이 있을 것이다. 진이 빠지도록 공부하든지 스트레스를 받았던 경험을 떠올리면 된다. 진이 빠지니까 그 다음날 피부 상태가 어떠하겠는가? 푸석푸석하고 붓고 화장도 안 받고….

우리의 피부를 촉촉하고 윤기 나게 하는 것은 단순히 수분이 아니라 우리 몸속의 진액에 달려 있는 것이다.

## 폐肺

폐의 가장 중요한 역할은 호흡이다. 혈액 속의 탄산가스를 밖으로 배출하고 또 산소를 공급하는 일이다. 폐가 건강하면, 몸속 탄산가스 배출이 잘되고 신선한 산소를 잘 공급 받을 수 있다. 다시 말해 피가 탁하지 않고 깨끗하다는 뜻이다. 앞에서도 말했지만 장기 가운데 폐가 피부를 관장한다. 폐가 건강하면 피부도 깨끗하게 된다.

## 위장胃

폐가 호흡을 통해 피부 전반을 관장한다면, 위장은 얼굴의 피부를 책임지고 있다. 왜냐하면 위장에 있는 혈관이 대부분 얼굴과 연결되어 있기 때문이다. 위장은 일차적으로 음식물을 받아들여 소화시키는 기관이라는 것은 누구나 아는 상식이기도 하다.

Chapter 2

# 아토피
# 피부염

# 아토피는 21세기 문명병이다

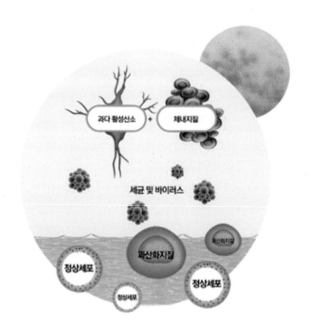

　30여 년 전만 해도 아토피 피부염은 발생빈도가 지금과는 달리 매우 적었으며 증세 또한 가벼운 경우가 많았다. "아이가 땅을 밟고 걷거나 말하기 시작하면 좋아진다."라는 말이 있을 정도로 대부분 특별

한 치료의 과정이 없어도 자연스럽게 치료되는 질환이었다. 특히 아이 때에는 이런 증세를 보이더라도 성인이 되어서는 대부분 극복하는 경우가 많았다.

요즘에 와서는 초등학생의 25%, 중학생의 13% 정도가 아토피 피부염을 진단받은 병력이 있다고 한다. 그렇기 때문에 아토피 피부염을 '21세기 병' 또는 '문명병'이라고 부르는 것이 전혀 이상하지 않은 상황이다.

아토피 피부질환은 확실히 문명병으로 볼 수밖에 없는 다양한 사례들이 존재한다. 농촌보다는 도시에서 자주 발생하고, 과거 20세기보다는 현재에 더 많이 발생하고 있다. 과거 농촌 사회에서는 거의 찾아볼 수 없었던 질환이다.

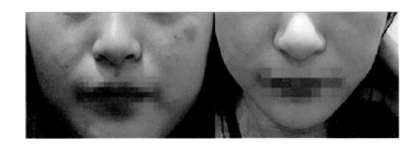

아토피 피부질환은 낯선 환경에서 이물질이 피부에 닿아서 발생하는 때도 있고, 어떤 특정한 음식물을 섭취했을 때 발생하는 때도 있다. 둘 다 면역체계의 이상 때문에 발병한다고 보는 것이 타당하다.

친자연적인 생활을 하고, 친환경 식생활을 하면 대부분 아토피에서 자유롭게 되는 경우가 많다. 인간의 유전자 속에 내포된 오래된 면역체계의 빈틈을 파고드는 일종의 바이러스로 인하여 발생한다고 보여진다.

우리 몸은 대부분 외부 바이러스가 침투하면 자연적으로 치유하고 면역력을 갖게 되는데 그 면역력이 떨어지면서 아토피가 발병하게 된다. 병원에서 처방받는 각종 주사와 의약품은 손쉽게 증세를 호전시키기도 하지만 오히려 면역력을 떨어뜨리는 원인이 되기도 한다. 우리 몸에 항체가 만들어져서 스스로 물리칠 수 있는 능력을 키우기 전에 의약품을 통해 너무나 쉽게 증세만을 감추는 역할을 한다. 특히 우리나라는 세계 그 어느 나라보다 항생제를 많이 쓰고 있다는 것은 주지의 사실이다. 항생제의 과다 복용이 면역력을 떨어뜨리고 아토피 질환을 자주 발병시키는 원인으로 보고 있다.

얼마 전 우리는 살충제 달걀 파동을 겪었다. 해당 농가에서는 닭의 피부에서 기생하는 진드기가 발생했고 그 진드기 퇴치를 위해 사용해서는 안 되며 사람에게 해로운 살충제를 사용했다. 그 살충제를 사용함에 있어서도 닭에게 무차별적으로 살포함으로써 닭의 호흡기를 통하여 닭의 몸에 축적되었고 축적된 살충제 성분은 달걀을 통해 배출되었다. 당연히 살충제 달걀이 만들어질 수밖에 없었다. 그것은 공장식 닭 사육을 하는 우리 농가가 짊어져야 할 숙명이었는지도 모른다.

그렇다면 그 진드기가 정말로 닭에게 치명적인 것인가? 사실 닭에게는 별거 아닌 침입자에 불과한 것이다. 마당에서 뛰어노는 닭이라면 그런 진드기가 침입했을 때 닭은 모래 목욕을 하면서 그 진드기를 퇴치했을 것이다. 이것은 닭이 본능적으로 알고 있는 진드기로부터 자신을 보호하는 행위이다. 당연히 자연 속에서 자라는 닭은 그런 진드기로부터 전혀 위협을 받지 않는다. 하지만 우리의 양계농장 현실은 어떤가? A4 용지 만한 면적에서 땅 한번 밟아보지 못하고 달걀을 생산하는 기계로 전락하거나 겨우 2개월 3개월 살면서 치킨용 닭으로 팔려나가는 것이 현실이다. 그러다 보니 그 닭들은 스스로 면역력을 키울 수 없게 되고 쉽게 바이러스에 노출되어 너무나 무기력하게 바이러스의 공격에 당한다. 해마다 되풀이되는 조류 인플렌자 역시 비윤리적인 사육환경이 빚어낸 참사가 아닐 수 없다. 그런 면역력을 전혀 갖추지 않는 닭을 먹거리로 소비해야 하는 우리 역시 취약해지기는 마찬가지이다. 좋은 먹거리가 사람을 더 좋게 만드는 역할을 한다. 무엇을 먹느냐가 우리 삶의 질을 결정한다고 볼 수 있다.

어디 닭뿐이겠는가? 돼지의 사육환경, 소의 사육환경 역시 매우 불합리하다. 먹거리를 싸게 공급받는 데 관심을 두다 보니 좋은 먹거리를 얻는 것을 포기하게 된 것이다. 그렇다 보니 구제역 역시 해마다 되풀이되고 수많은 생명을 살처분하는 방식으로 해결하고 있다. 우리는 정말 그렇게밖에 할 수 없는 것일까? 이 책을 쓰면서 아토피 극복은 물론 좋은 먹거리를 얻기 위한 우리의 과제 역시 생각해보게 되었다.

인간이 아토피로부터 자유로워지는 거 못지않게 우리의 먹거리인 닭, 돼지, 소 등 가축들 역시 건강할 수 있으면 한다.

아토피는 우리의 면역력이 떨어져서 발생하는 것이다. 면역력을 키우기 위해서는 친환경 식생활이 도움이 된다. 또한, 항생제를 최소한 먹어야 한다. 우리의 전통 한방의학은 스스로 병을 이겨낼 수 있는 체질로 바꾸는데 그 치료방식을 집중하고 있다. 아토피 증상을 어떻게 일시적으로 사라지게 할까가 아니라 근본적인 체질의 변화를 위한 각종 처방을 하게 된다. 아토피야말로 각종 질환 중에서 한방만이 근본적으로 해결할 수 있는 질환이라고 믿는다. 면역력이란 것이 결코 의약품을 통해 만들어지는 것이 아니다. 면역력은 병원을 받아들이고 그 병원과 몸의 세포가 싸우고 승리하면서 만들어지는 전유물이기 때문이다. 병원균과 싸우지 않고, 그 싸움을 통해 승리하지 않고서는 결코 만들어질 수 없는 것이다. 아토피 증세가 심하게 발병하는 경우는 우리 몸의 세포가 그 병원균과 싸움에서 패배해서 나타나는 증상인 것이다.

아토피 증세가 심한 분은 먼저 한방치료를 통해 효과적으로 병원균을 제압하고, 이후 자연적으로 항체가 발생해서 면역력을 얻게 되는 치료를 해야 한다. 그리고 증세가 심하지 않은 분들은 면역력을 키우기 위한 노력을 효과적으로 할 수 있도록 도와줄 것이다.

원인이 있으면 그것을 해결할 수 있는 방법이 있게 마련이다. 21세기 문명병이라고 해서 극복할 수 있는 방법이 없는 것이 아니다.

우리의 몸 내부뿐만 아니라 피부에 발생하는 질환도 참으로 다양하다. 특히 피부는 우리의 육안으로도 보이기 때문에 그 피부에 상처가 나거나 알 수 없는 무엇이라도 생기게 되면 이 질환이 무엇인지, 발병 원인이 무엇인지 무척 궁금하고 걱정되기 마련이다.

각각의 질환마다 발병 원인은 유사하기도 하고, 전혀 다르기도 하다. 발병 원인이 다르니 증상 또한 다를 수밖에 없다.

이 장에서는 피부면역질환 몇 가지에 대해 원인, 증상, 타 질환과의 감별점 등을 살펴보고 각종 아토피 질환에 대해 알아보고 극복하기 위한 다양한 처방에 대해서 생각해보기로 한다.

# 아토피 피부염

아토피 피부염은 대표적인 알레르기성 피부면역질환으로 원인을 알 수 없다고 하여 붙여진 피부질환이다. 아토피 Atopy는 그리스어인 아토포스 Atopos가 어원인데, 뜻은 '알수 없는 기괴한, 기이한'이라는 의미를 갖고 있다. '자기 자리에 있지 않은, 특이한, 거꾸로, 눈에 띄는'이라는 의미도 가지고 있다.

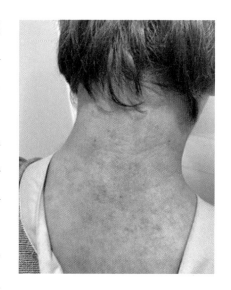

어원만 봐도 알 수 있듯이 아토피는 왜 생기는지 원인이 정확하지 않고, 치료법도 명확하지 않은 병이라고 할 수 있다. 이렇게 치료법이 명확하지 않은 병을 한의학에서 어떻게 치료할 수 있을지 의아해

하는 사람들이 많다.

한의학에서 아토피 피부염은 영아습진, 내선奶癬, 태선胎癬, 이위성 피부염異位性 皮膚炎 등으로 불린다. 아토피 피부염은 만성재발성 습진 질환이기 때문에 습진 양상과 매우 유사한 특징을 보여 영아습진으로 부르기도 하는 것이다.

아토피 피부염은 가족 중 누군가가 앓게 되면 유전적으로 앓게 되는 경우도 많고 낯선 환경에 영향을 받아 발병하는 피부염으로 특정한 부의에 습진이 만성적으로 발생하는 것이 특징이다.

한방에서는 모든 병의 원인을 그것이 발병하는 부위의 문제로 보지 않는다. 신체 내부의 전체적인 균형의 관점에서 발병 원인을 찾고 신체 내부의 균형을 바로잡는 처방을 한다.

아토피성 피부염 역시 한의학에서는 단지 발병하는 피부만의 문제로 보지 않고 신체 내부의 전반적인 면역력 저하로 인해 피부에 그러한 증상이 나타나는 것으로 보고 오장육부의 기능이 회복되도록 치료한다.

마치 화산이 폭발하는 것이 지각 내부에서 응집된 엄청난 에너지가 지표의 약한 부분을 통하여 발산되는 것과 마찬가지로 신체 내부의 면역체계의 불균형이 피부를 통해 발산되는 것이 여드름 및 아토피 피부염이라고 이해하면 된다. 면역체계가 정상적으로 작동을 하면 아토피 피부염은 발병하지 않는다.

사고에 의해 나타나는 외상은 외과적 치료를 통하여 극복할 수 있고, 바이러스 침투에 의한 증상에 대해서는 해당 백신을 만들어 예방할 수 있다. 백신이라는 것은 아주 적은 양의 바이러스를 몸에 인위적으로 투입시켜 우리 몸이 갖고 있는 면역체계 속에서 스스로 항체를 만들어 치료하는 것이다. 백신 역시 건강한 면역체계가 작동해야만 효과를 볼 수 있는 것이다.

아토피 피부염은 어떤 뚜렷한 바이러스의 침투로 인한 증상이 아니기 때문에 양의학에서는 일률적이고 제한적인 치료밖에 하지 못한다. 나타난 증세를 완화시키지만 재발을 막지는 못한다. 생명을 위협하는 치명적인 질병은 아니지만 거의 불치병에 가까울 정도로 치료에 어려움을 호소하는 것이 아토피 피부염이다. 하지만 한의학적 관점에서 볼 때, 아토피는 환자의 상태에 따라 조금은 다르지만 대체로 꾸준히 치료하면 잘 낫는 병이라고 할 수 있다.

보통 아토피 피부염을 다루는 한의원에서는 다음 세 가지 프로그램을 통해 치료한다.

## 첫째로 가장 널리 쓰이는 것은 한약 요법이다

피부는 내부 장기로부터 끊임없이 영양분과 수분을 공급받아야 한다. 기혈의 순환을 통해 피부에 필요한 적절한 영양분과 수분 공급 및 독소와 열독熱毒을 배출해야 한다. 한의사 진찰에 의한 아토피 피부염 증상에 적합한 한약재와 체질에 맞는 한방 처방을 통해 내부 장기의 불균형을 맞출 뿐 아니라 피부의 독소를 배출함으로써 피부 장벽을 건강하게 복구시켜 아토피의 근본적인 치료를 한다.

## 둘째로 외용치료요법이다

피부질환의 한의학적 치료방법 중에서 한방 외용약은 매우 중요한 치료법의 하나이다. 외용약은 주로 대증요법이기 때문에 국소적인 약물 사용으로 따갑거나 가려운 자각증상을 개선하고 피부 손상을 완화시키고 새살이 올라오도록 하여 치료에 탁월한 효과가 있다. 외용약의 생약 성분은 피부 염증 부위에 바로 적용하므로 치료 효과가 빠르고 천연적인 한약재를 사용하기에 독성과 부작용이 거의 없는 여러 가지 장점들을 갖고 있다.

순수 한약재 금은화, 자초, 당귀, 석고, 황기, 황금, 백강잠, 방풍, 대청엽, 백질려 등 15가지 한약재로 피부에 직접적으로 진정과 항염을 시켜 피부 손상을 회복하기 위한 세포 재생을 돕는다.

## 셋째로 입욕제 요법

천연 한약재는 탕약으로 먹기도 하지만 입욕제로 쓰이기도 한다. 대중목욕탕에 한약재를 넣은 탕이 있는 것을 대부분 봤을 것이다. 물 온도 40℃에 약재물과 섞어 15분 동안 몸에 적셔주면 혈액순환, 가려움증 해소와 면역기능 증진, 소화 기능 향상, 소염 진통 효과에 도움이 된다.

환자의 증상 정도에 따라 이 세 가지를 적당하게 선택하거나 혼용하여 사용하면 효과를 빨리 볼 수 있다.

한방 치료의 가장 큰 특징은 단순히 아토피 증상을 임시방편으로 줄이는 것이 아니라 무너진 몸의 면역체계를 복원하는데 중점을 둔다는 것이다.

## 증상

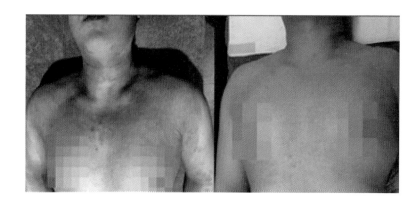

가장 큰 특징은 피부 가려움증이며, 수면에 영향을 줄 정도로 극렬하다. 부위는 팔다리 접힌 부위 위주로 생긴다고 생각할 수도 있지만 영아기에 치료를 제대로 받지 못하여 번질 경우 접히는 부위에 까지 번져 자리를 잡는 경우가 많으며 얼굴, 목, 가슴, 등, 팔다리 펴지는 부위, 엉덩이, 사타구니 등 모든 신체의 부위에 발병할 수 있다. 영아기에는 안면, 목 부위에 가장 많이 생기고 진물이 나는 급성 습진의 양상을 많이 보이지만 소아기 이후에 나타나는 경우 신체 어디에서든 발생이 가능하고 건조한 습진 형태 위주로 나타나며 태선화가 진행되는 만성 습진의 양상을 보인다.

아토피의 증상들은 주의산만, 집중력 장애를 유발하여 학습능력을 떨어트릴 뿐 아니라 가려움증을 느끼게 되면 본능적으로 환부를 손으로 긁어 흉터가 되어 남게 된다. 이 흉터로 인해 놀림과 따돌림을 받아 대인관계 기피증, 우울증, 피해의식 등의 부작용을 낳기도 한다. 또한 언제 발작할지 모르는 가려움증에 대한 불안과 두려움으로 인해 항상 신경이 곤두서 있어 신경질적이며 예민한 성격으로 변하게 된다.

더구나 성장기 아이인 경우 성장에 필수적인 조건인 숙면을 취하지 못하고, 소양감으로 인해 늘 얕은 수면을 하기 때문에 또래에 비해 키가 작고 왜소하며 체력이나 지구력이 약한 경우가 많다.

성인형 아토피의 경우 태선형이라고 하며 천식이나 알레르기성 비염이 동반되는 경우가 많다. 오랜 세월 상처 부위를 반복해서 긁다 보니 팔과 다리의 접히는 부위, 이마, 목, 눈 주위의 피부가 소나무껍질과 같이 두껍게 변하고, 피부의 건조함과 가려움은 더욱 심해진다. 워낙 오랜 시간 동안 이환되어 있다 보니 치료하다가 포기하는 경우도 많다. 하지만 신체 내부의 면역 체계의 교란, 붕괴에서 기인하므로 다소 시간이 걸리더라도 면역체계를 다시 복원하는 치료가 중요하다.

## 치료

### 영아기

'습'으로 인한 아토피 피부염 증상의 경우 비장을 튼실하게 해주고 습을 제거하며 열을 빼주어 소양감을 멈춰줄 수 있도록 치료를 해야 하며 창출, 진피, 복령, 택사 등의 약재를 사용한다

건성 증상과 동반되는 경우 열을 빼주고 풍을 흩어주어 소양감을 멈춰주는 치료를 하기 위해 생지황, 적복령, 금은화, 우방자, 백선피, 황련 등을 사용한다.

### 소아기 이후

풍습열이 피부에 침입했다고 보는 경우 이들을 제거해 주면서 가려움을 잡아주기 위해 용담사간탕, 소풍산 등을 사용한다.

비장이 허해 습열이 성해진 경우 영아기 때와 같이 비장을 튼실하게 해주고 습을 제거하는 치료를 해야한다.

진음이 상하여 혈이 말라버린 경우 음을 자양해주며 혈을 길러주고 습을 제거하여 소양증을 제거하는 치료를 해야하며 생시, 현삼, 낭귀, 단삼, 복령, 택사 등의 약물을 사용한다.

평상시에 가렵다고 긁어서는 안 되며 자기 전에 모자나 장갑을 착용하는 등 피부를 보호해주어야 한다. 모직이나 양모로 된 옷은 삼가야 하고 면으로 된 옷들을 자주 세탁하여 입는 것이 좋다. 심할 경우 잦은 목욕은 더욱 악화시킬 수 있으며 특히 뜨거운 물로 하는 것은 안좋고 타올 등으로 피부를 심하게 문지르는 것은 좋지 않다.

열을 조장 하지 않도록 열성 음식을 피하는 것도 중요하다. 열성 음식이랑 단순히 뜨겁고 찬 음식을 의미하는 것이 아닌 칼로리가 높은 음식들을 의미한다. 예를 들면 육류에서도 단백질보다 지방질이 많은 부분이 칼로리가 높은 열성 음식이다. 어린이 아토피의 경우에는 스트레스로 인한 경우가 많지는 않지만 스트레스를 줄여주는 것이 좋다. 지나친 스트레스도 열을 조장할 수 있기에 아토피에 영향을 줄 수 있다.

아토피는 증상이 완화되도록 장기간 꾸준하게 치료를 해야 하는 질환이다. 아토피로 인해서 발생하는 불편이 크지만, 근본적인 치료를 하기 위해서는 피부 외적인 것뿐만 아니라 몸속으로부터 생긴 만성 염증의 원인을 차단하고 손상된 세포를 치료해 면역, 대사, 호르몬 균형을 회복하여 피부 장벽이 재건된다면 아토피 피부염이 완화되는 동시에 피부염증이 다시는 안 생기는 체질로 거듭날 수 있다.

# 건선

건선은 한의학에서는 백비白疕라고 불리며 용어를 풀이해보면 '백색의 부스럼 딱지'라고 할 수 있다. 용어의 뜻에 따라 은백색의 인설과 경계가 뚜렷하고 크기 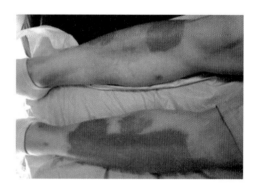 가 다양한 홍반이나 판을 이루는 발진이 전신의 피부에 발생하는 원인 미상의 만성적인 염증성 피부질환이다. 남녀노소 모두 발병할 수 있으며 이환 기간이 길고 치료 후에도 재발이 쉬우며 외관상으로 잘 보이기에 사람들이 고통받고 있는 질환 중 하나이다.

## 증상

선홍색의 작은 구진으로 시작해 점차 커지거나 융합하면서 동전 모양, 판상형태가 나타나며, 경계가 분명하고 균질한 홍반 뒤에 연미색의 각질(인설로) 덮혀 있으며 소양증은 잘 안나타난다. 주로 두피, 발제라인(두피와 얼굴의 경계라인), 둔부, 팔다리 펴지는 부위(팔꿈치, 무릎 등), 손발바닥 마찰이 잦고 부딪히거나 물리적 자극이 자주 가해지는 부위에 호발하며 자주 발생하는 특징이 있다.

병변 부위의 혈관 확장으로 인해서 건선 피부 부위에 열감과 발적을 동반하며 인설을 제거하면 점상 출혈이 나타나는 아우스피츠Auspitz 증후가 나타난다. 이에 건선 부위에 피부 경화 현상이 생기는데 이는 건선으로 염증반응이 지속되면 피부조직이 괴사하고 탄력이 저하되면 진피층 미세혈관이 수축하게 된다. 그러면 해당 건선 피부염 부위에 혈류 공급을 해주지 못하게 되어 차가운 수축상태로 놓이게 되면서 건선 피부염으로 피부 경화 현상이 생기게 된다.

종류로는 일반적으로 가장 흔하게 보이는 심상성 건선, 인설은 없으나 홍반과 농포를 만드는 농포형, 관절염을 동반하는 관절염형, 중증의 건선을 나타내며 예후가 가장 불량한 홍피증형이 있다.

### 치료

한의학에서의 치료 기전은 환자의 체질, 악화요인 등을 감별하여 원인을 분류하여 치료하는데 건선 피부염 부위로 혈류량 증가와 혈류 흐름을 원활하게 하여 해당 부위에 수축되어 있는 혈관들이 살아나게 하는 것이다.

### 풍한형

건조하고 날이 추워지는 겨울시기에 심해지거나 재발하고 여름에 감소하거나 약해지는 특징이 있으며 추위를 싫어하는 특징이 있다. 마황, 계지, 백지, 천궁 등의 약재를 사용한다.

### 풍열혈열형

여름에 심해지고 열이 많아 열기나 더위를 싫어한다. 상엽, 적작약, 목단피 등의 약재를 사용한다.

### 습열온적형

눅눅한 계절이에 심해지며 홍반이 있고 헐거나 문드러져 있다. 창출, 황백, 비해, 포공령 등의 약재를 사용한다.

### 혈허풍조형

피부가 매우 건조하며 피부가 두터워지는 태선화의 증상이 있다. 생지황, 숙지황, 당귀, 적작약 등의 약재를 사용한다.

### 어혈형

색소침착이 있거나 증상이 나타나는 부위의 피부 색이 자암색을 나타낸다. 단삼, 당귀, 아출 등의 약재를 사용하며 계지복령환이나 통도산이라 불리는 어혈을 소통 시키는 처방이 많이 사용된다.

### 간신부족형

홍반이 좀 더 엷어 담홍색을 띠며 인설(각질)이 많지 않다. 숙지황, 당귀, 백작약 등의 약재를 사용한다.

화독취성형

심하면 붓기도하며 피부에 작열감을 나타낸다. 금은화, 연교, 황금 등의 약재를 사용한다.

건선질환을 가지고 있는 분들은 대사질환(고지혈증, 지방간, 콜레스테롤 수치가 높음)을 동반하고 있는 경우가 많으므로 식습관, 생활습관 등을 개선시켜 더욱 건강한 신체로 회복하기 위한 노력을 같이 하는 것이 중요하다.

# 피부질환의 가장 큰 원인은 무엇일까?

공통적으로 위 피부질환 모두 원인이 피부에만 있지는 않다는 것이다. 증상은 피부로 나타나지만 피부로 발병하기 전 내 몸의 면역체계가 불안정해지면서 발생하는 것이라고 볼 수 있다.

환자별로 발생되는 원인이 조금씩 다르긴 하지만 아래와 같은 큰 테두리 내에서 증상이 발생하게 된다.

## 발병 원인

아토피: 소화기, 간 등 장부의 과항진 및 저하, 자율신경계, 장면역력 문제 등으로 인한 체내 과잉 열과 독소.

건선: 간, 담, 순환정체, 장의 문제로 인한 체내 과잉 독소. (간혹 열성을 띠기도 함)

두드러기: 장면역력 저하로 인한 체내 과잉 독소. (온도차에 의한 두드러기의 경우 자율신경계 문제, 체온조절력 저하 등으로 인한 체

내 과잉 열)

증상은 피부로 나타나지만 원인은 내 몸 내부에 있기 때문에 한의학적 치료과정도 이 부분에 초점을 맞춰 진행하게 된다. 모든 질병은 원인이 있고 병이 진행하는 과정을 거쳐 결과(피부증상)로 표출되기 때문에 결과에만 집중하여 치료해서는 안 되며 반드시 원인과 과정을 바로잡아가야 한다.

치료는 결과 → 과정 → 원인 순으로 이어지지만, 결국 체질적인 원인, 섭생 환경적 원인 등을 바로잡고 개선하며, 아울러 원인에 의해 발생한 장부의 문제, 자율신경계 문제 또한 개선되고 바로잡혀야만 피부증상도 비로소 해소될 수 있다.

피부면역질환인 아토피, 건선, 두드러기에 대해 조금이나마 구분이 되었을 것이다. 피부증상이 발생한다면 증상 양상을 판단해보고 의료진과 함께 피부질환을 치료, 관리해 나가는 것이 중요하다.

# 아토피는 사람마다 다르게 나타난다

여기서는 아토피 피부염의 다양한 유형에 대해서 알아보기로 한다. 똑같은 아토피라 해도 사람에 따라 유형이 다르게 나타난다. 가려움, 홍반, 진물, 각질, 태선화, 색소침착 등 증상은 비슷하게 나타나지만, 몸 상태를 보면 아토피의 여러 유형이 있는데 여기서는 그중에서도 가장 널리 나타나고 있는 유형에 대해 알아본다.

### 열성 아토피와 냉성 아토피

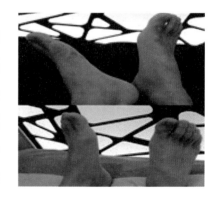

똑같이 가렵고 홍반이 생겨났지만, 열성 아토피는 열 체질이라 손발이 따뜻하고 더위를 많이 타며 여름에 특히 악화된다. 반면 냉성 아토피는 환자가 냉 체질이라 환부는 붉고 뜨겁

지만 손발을 만져보면 차갑다. 또한 추위를 많이 타고 겨울에 더 악화되는 특징이 있다.

영유아 아토피의 경우 손발이 차고 설사를 자주 하면서 초록색의 대변을 보기도 하는데 이런 경우도 냉성 아토피에 해당된다.

### 스트레스성 아토피와 음식성 아토피

가렵고 홍반과 각질이 생기는 증상은 비슷하지만, 스트레스성 아토피는 신경을 많이 쓰거나 스트레스로 인한 화를 내면 악화된다. 직장인들처럼 항상 긴장 속에서 사는 현대인이나 성격이 예민한 사람들에 잘 나타난다.

반면 음식성 아토피는 패스트푸드 음식이나 기름진 음식, 야식, 단음식 등 잘못된 비자연적인 음식을 섭취할 경우 아토피가 악화된다. 스트레스성과 음식성은 동시 다발형으로 나타날 수 있다.

### 허약형 아토피와 약물형 아토피

허약형 아토피의 경우는 장부의 기능이 떨어지면서 체내에 발생한 독소가 해독되지 않아 그 증상이 악화된다. 타고난 체력이 약하거나 과로로 인해 악화될 때도 여기에 해당한다.

반면 약물형은 부적절한 약물을 과도하게 사용하여 악화된 유형에 해당한다. 스테로이드제와 같은 약을 오랜 기간 오남용한 결과 나타나는 약물 중독형 아토피라 볼 수 있다.

이들 증세를 치료하는 데는 다른 아토피에 비해 치료 기간이 오래 걸린다.

## 건성 아토피와 습성 아토피

건성 아토피는 각질 위주의 아토피를 말한다. 피부가 건조한 것이 주된 증상이며 각질이 단단하고 거친 잔주름들이 커져서 더욱 뚜렷하게 나타나는 태선화 증상이 심하게 나타난다. 또한 스테로이드제를 사용하다가 중단한 지 오래된 경우에도 각질과 건조함 위주의 건성 아토피 증상이 나타난다.

반면 습성 아토피는 진물 위주의 아토피를 말한다. 환부에서 누렇고 냄새 나는 진물이 계속 흐르는데 홍반과 각질을 동반하기도 한다. 습성 아토피는 영유아 아토피에서 흔하게 나타난다.

또한 성인일지라도 스테로이드제를 장기간 사용하다가 중단하면 탁한 진물이 뿜어져 나오면서 습성 아토피의 형태를 띠게 되는 경우도 있다.

이렇듯 아토피가 나타나거나 악화되는 여러 유형과 특징이 있다. 한 유형에 속할 수도 있고 동시에 여러 유형에 속할 수도 있다.

그 외에 딱 이런 유형이라고 확정을 짓기 어려울 때도 있다. 하지만 이러한 여러 유형을 살펴봄으로써 자신이 혹은 자신의 가족이 어떤 증상을 더 많이 보이는 아토피 유형인지 알게 된다면 무엇을 조심해야 하는지 이해하는 도움이 될 수 있다.

# 아토피의 치료는 면역 개선이 먼저

　세상의 모든 질병이 그러하듯이 피부질환 역시 초기에 발견했을 때 최대한 빠르게 개선해주는 것이 중요하다. 한의학에서는 모든 병의 원인을 단순히 그 발병하는 부위의 보여지는 문제로만 보지 않고 신체 내부의 전체적인 균형에서 발병 원인을 찾아 부족하거나 과한 부분을 바로 잡는 치료를 한다.

　예를 들어 아토피는 주로 면역력이 약한 유아 또는 소아기에 흔하게 발생하지만 성인이 된 후 갑자기 발생했다면 발병 원인을 정확하게 파악하여 오장육부의 기능이 회복하도록 치료하는 것이 중요하다.

　전반적인 면역력 저하로 인해 아토피는 흔히 가려움증을 동반하기 때문에 불면증이 생겨서 성격이 날카로워질 수 있어 대인관계나 일상생활에 있어서도 많은 문제점을 노출하게 된다.

　피부질환을 제대로 치료하기 위해서는 피부에 나타난 증상만을 확인하는 것이 아니라 내부적으로 건강상태의 문제점을 확인하는 것이 중요하다.

한의학에 '치병필구어본治病必求於本'이라는 말이 있다. 병을 고치려면 먼저 그 근본적인 원인을 치료해야 한다는 뜻이다. 정확한 발생 원인이 밝혀지지 않은 상황에서 염증을 억제하는 소염제, 스테로이드제, 항히스타민제 등의 사용은 일시적으로 보이는 증상은 완화시킬 수 있지만 피부질환 치료의 근본적인 해결책이 될 수 없다. 한방 치료의 가장 큰 특징은 단순히 아토피 증상을 임시방편으로 줄이는 것이 아니라 무너진 몸의 면역체계를 복원하는데 중점을 둔다는 것이다.

가장 먼저 해야 할 것은 피부진단이다. 환자의 대부분은 피부문제로 극심한 스트레스에 시달리는 경우가 많고 생활 패턴이 일정하지 않는 등 일상생활 장애를 느끼기 때문이다.

하늘토한의원에서는 육안으로 확인할 수 없는 피부 속 증상에까지 과학적이고 객관적인 점검을 통한 진단을 통해 환자분 개인에 맞는 진료를 시행하고 있다.

대부분의 피부질환의 증상에서 가장 힘들어 하는 가려움을 완화시키기 위한 특별한 한약재를 사용하여 피부진정을 도와준다. 극심한 가려움증은 피부를 긁어 생기는 자극 뿐만 아니라 수면장애, 생활 장애를 가져오며 이는 결국 삶의 질을 떨어뜨리는 요인이 된다. 때문에 최대한 빠른 개선을 위한 안전하고 효과적인 외용제를 사용한다.

하지만 외용제의 사용은 피부진정을 도와줄 뿐이지 근본적인 해결책은 아니다. 피부질환은 개인의 체질에 따라 다양한 증상으로 나타나기에 환자의 증상 정도와 체질에 따라 맞춤형으로 진료하여 근본적인 해결을 위해 동일한 방법이 아닌 특화된 방법을 사용한다.

하지만 대부분의 피부질환은 치료를 통해 증상을 완화하더라도 면역체계의 불균형을 유발하는 잘못된 습관이 지속된다면 언제든지 재발할 수 있다. 그래서 생활 속에서 좋은 습관을 갖도록 꾸준하게 노력해야 한다.

## 하늘토한의원

1. 치료 효과를 높이는 정밀한 조제
2. 1등급 청정 약수로 만드는 탕전
3. 모든 제조 공정에 모니터링 시스템
4. 진료에 자유로운 한의사가 직접 책임을 지고 관리하고 있습니다.
5. 보건 복지부에 신고된 200평 규모 전문 탕진원

# 성인 아토피의 극복 비결

계절이 바뀌는 환절기가 되면 우리 면역체계에도 변화가 일어난다. 특히 실내와 실외의 온도차가 심해질수록 우리 몸은 적응하기 위해 더 많은 에너지를 소모하게 되고 이것은 곧 면역력을 저하시키는 원인 중 하나가 된다.

체온이 낮아질수록 면역력이 떨어지게 되는데, 이럴 때는 심부체온을 높이면서 열 순환능력을 되찾게 해 주는 것이 성인 피부질환을 이겨내는 해결책이 되고 있다.

흔히들 피부질환들은 스테로이드제를 복용하거나 연고를 바르면 낫는다고 생각한다. 하지만 스테로이드제는 부신피질에서 분비되는 호르몬과 성질이 유사한 합성 화학제로써, 염증반응이 있는 아토피 환부에 바르면 염증반응이 일시적으로 억제되는 것처럼 보이나, 중단하게 되면 다시 염증반응이 올라와, 이에 따라 연고를 반복적으로 사용하게 되면서 연고 사용을 조절할 수 없는 단계에 이르게 된다.

스테로이드제를 장기적으로 사용할 겨우 인체의 정상적인 면역력이 억제되어 2차 감염이 발생할 가능성이 높아질 수 있고 정상적인 세포재생능력 또한 떨어질 수 있기 때문에 스테로이드제의 사용은 거의 대부분 꺼려하는 경향이 있으며 신중해야 한다.

건조한 피부는 장벽이 약해져 있어 피부질환이 잘 발생하기에 적절한 유수분 밸런스를 유지하는 게 중요하다. 어떤 약품을 피부에 발라서 해결하기 보단 인체 스스로의 수분조절 능력을 되찾게 하는 것이 중요하다.

질병관리본부의 조사에 의하면 성인에게 나타나는 피부질환 중 아토피에 시달리는 사람이 16%에 다다르고 이 수치는 점점 증가하고 있는 것으로 나타나고 있다. 따라서 청결한 주변환경을 유지하거나 식생활의 습관을 관리하는 것도 중요하지만 보다 적극적으로 피부질환에 대처해야만 악화되는 것을 막을 수 있다.

성인 아토피 뿐만 아니라 각종 난치성 피부질환에 시달리고 있다면 지금 나의 생활을 세밀하게 짚으면서 질환을 악화시키는 요인을 찾고 반드시 개선해야 할 점들을 인식하는 것이 중요하다. 한방 요법은 인체 본연의 면역체계를 재건하는 데 치료의 목적이 있다.

한방 요법은 탕약이나 환약을 통하여 장기, 혈액, 피부 곳곳에 쌓여 있는 염증 반응을 유발시키는 독소와 노폐물을 배출시킨다. 이를 통해 순환능력이 좋아지게 되면 장기의 움직임도 덩달아 활발해지게 되는데 특히 약재의 약성을 최대한 살려주는 것이 중요하다.

내게 최적의 효능을 발휘하는 약재를 선별하여 낼 수 있는 실력과 처방의 정밀성이 무엇보다 중요하다. 이를 통해 가려움증이 더욱 빠르게 해소되고 수분공급과 영양공급을 받으면서 피부재생도 더욱 빨라지게 된다.

피부질환은 삶의 질을 저하시키는 주범이 될 수 있다. 빠른 진단과
처방을 통하여 극복할 수 있다.

# 임신 중 자녀의 아토피 위험 줄이려면

아토피로 고생하는 아이들이 너무나 많다 보니 임신 중 자녀의 아토피 위험을 줄이려면 어떻게 해야 하는지에 대한 관심이 높다. 특히 산모나 예비 아빠가 아토피로 고생하는 경우라면 더욱 그러할 것이다. 이런 고민을 하는 산모라면 다음과 같은 연구 결과는 참고할 만하다.

2016년 10월 20일 〈베이비 뉴스〉에 난 기사에 의하면 영국 사우스햄튼대학 엘-헤이스 교수팀은 임산부 497명의 혈중 니코틴아마이드(nicotinamide, 비타민 B3에서 유래) 농도를 측정하고 생후 6~12개월 자녀의 아토피 발생과의 상관성을 분석한 결과에 의하면 임신 중 비타민 B3 섭취 효과적이며 아토피 위험이 30% 감소한다고 한다.

연구 결과 혈중 니코틴아마이드 수치가 높은 산모의 아기는 수치가 낮은 산모의 아기에 비해 생후 12개월일 때의 아토피성 피부염 발생률이 30% 낮은 것으로 나타났다.

임신 도중 비타민 B3(나이아신)의 섭취가 부족하면 1세 이하의 자녀에게 아토피성 피부염 발생 위험이 높아진다는 연구결과도 있다.

한국식품커뮤니케이션 포럼의 자녀의 아토피 발생 위험 줄이려면 임신 중 비타민 B3를 충분히 섭취해야 한다는 연구결과도 있다.

엘-헤이스 교수팀은 논문에서 "니코틴아마이드가 포함된 크림은 아토피 치료에 이미 사용되고 있다"며 "임산부의 혈중 니코틴아마이드 농도가 자녀의 아토피 발생과 연관이 있다는 사실을 밝힌 것은 이번이 처음"이라고 지적했다.

일반적으로 비타민 B3의 섭취가 부족하면 천식과 염증성 장질환 등 알레르기 관련 질병의 발생 가능성이 높아지는 것으로 알려져 있다. 니코틴아마이드는 항抗염증 작용을 하고 특히 피부 염증 치유에 효과적이다. 전반적인 피부 조직 구성을 개선하고 피부 수분 함량 증진, 부드러운 피부결 형성 등을 돕는다.

비타민 B3는 동물의 간, 닭고기, 돼지고기, 생선, 시리얼, 땅콩, 콩류, 버섯 등 다양한 식품에 들어 있다. 100g당 비타민 B3의 함량은 닭고기, 닭가슴살의 경우 6.5㎎, 돼지고기 10.9㎎, 쇠고기 5~6㎎, 참치, 연어 등 생선 2.5~13㎎, 견과류 2㎎, 표고버섯 3.5~4㎎, 맥주효모 36㎎, 콩류 0.4~16㎎이다. 우리 정부가 정한 비타민 B3의 하루 영양소 기준치는 15㎎이다.

유럽의 일부 국가에선 비타민 B3를 식품에 첨가하는 것을 의무화하고 있다. 영국의 경우 빵에 넣는다. 일부 에너지 음료에도 비타민 B3 성분이 들어 있다.

신생아의 아토피성 피부염은 아직 정확한 원인을 알지 못한다. 유전적 요인과 환경적 요인이 관여할 것으로 추정된다. 연구팀은 논문

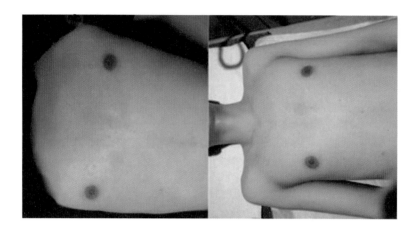

에서 "비타민 B3와 아토피의 흥미로운 관계에 대한 후속 연구가 필요하다"며 "임신 도중 건강하고 균형 잡힌 식단을 섭취하는 것이 자녀의 아토피 예방에 얼마나 중요한지 밝혀낸 것만으로도 충분한 성과가 있다"고 강조했다.

# 하늘토한의원 치료프로그램 S.B.T

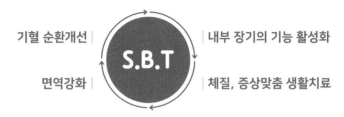

기혈 순환개선 | S.B.T | 내부 장기의 기능 활성화

면역강화 | 체질, 증상맞춤 생활치료

## SBT (Self Balancing Therapy)

생활습관, 음식, 환경 등 다양한 원인으로 저하된 면연력을 회복하여 피부를
정상적으로 재생하는 치료입니다.

기혈순환 장애 | 체질적인 문제 | 내부 장기의 부조화 | = 저하된 면연력

기혈순환 개선 + 염증 및 독소 제거 + 독소 생성요인 제거 = 면연력 증가

생기 Self Balancing Therapy는 인체 면연의 균형을 되찾아
그 면역이 스스로 병을 치료 할 수 있도록 돕습니다.

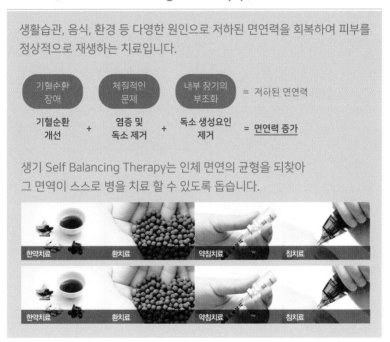

한약치료 | 환치료 | 약침치료 | 침치료

한약치료 | 환치료 | 약침치료 | 침치료

# 시기별로 나타나는 아토피의 세 가지 유형

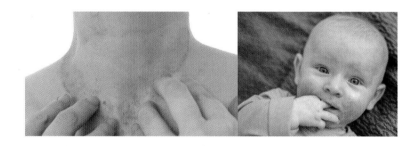

아토피 피부염의 가장 큰 고통은 참을 수 없는 가려움이다. 가려움증은 주의산만, 집중력 장애를 유발하여 학습 능력을 떨어뜨린다. 또한 가려움증을 느끼면 본능적으로 환부를 손으로 긁게 되어 흉터가 되어 남을 수도 있다. 특히 흉터에 대한 놀림과 따돌림은 대인관계 기피증, 우울증, 피해의식 등의 부작용을 낳을 수 있다. 또한 언제 발작할지 모르는 가려움증에 대한 불안과 두려움으로 항상 신경이 곤두서 있다 보니 신경질적이고 예민한 성격으로 변하게 된다.

더군다나 성장기 아이인 경우 성장에 필수적인 조건인 숙면을 취하지 못하고, 가려움으로 인해 늘 얕은 잠만 자기 때문에 또래에 비해 키가 작고 왜소하며 체력이나 지구력이 약한 경우가 많다.

아토피 피부염은 성장기에 따라 세 가지 유형으로 나눌 수 있다.

## 유아형

유아형(생후 2개월에서 4세)은 진물형이라고도 하며 흔히 태열이라고 불린다. 양 뺨에 붉게 부푼 반점으로 시작해 얼굴과 머리에 붉은 반점과 진물, 딱지 등이 생기며 전신으로 퍼지기도 한다. 보통 음식에 대한 과민반응으로 아토피 피부염이 시작되는데, 2세부터는 음식에 대한 과민반응 증상이 줄게 된다. 유아형 아토피는 보통 큰 어려움 없이 극복이 된다.

## 소아형

소아형(4세부터 10세)은 건조형으로 분리할 수 있으며 얼굴, 목, 팔꿈치 안쪽, 무릎 뒤쪽 등 피부가 접히는 부위에 잘 생기며 유아기보다 진물이 적고 오히려 피부가 건조하고 거칠며 가려움이 심하다. 피부를 반복적으로 긁어 상처가 생기고, 그 결과 피부가 가죽처럼 두꺼워진다. 공기가 건조한 가을과 겨울에 증상이 더욱 악화되며, 여름에는 피부가 접히는 부위에 땀이 차서 가려움증이 유발된다. 참을 수 없는 가려움으로 인하여 자연스럽게 집중력이 떨어지게 되어 학습능력 또한 떨어지는 경우가 많다. 자연스럽게 가려움증은 숙면을 방해하여 체력 및 정신력의 저하를 동반하게 된다. 이 시기의 학습능력이 평생의 학습능력을 좌우하므로 이 시기에 아토피 피부염이 있다면 반드시 전문 의료기관에서 치료받는 것이 중요하다. 또한 이 시기의 아토피 피부염을 앓는 사람의 30% 이상이 기관지 천식을 함께 앓고 있다는 것에 유의해야 한다.

## 성인형

성인형(12세 이후)은 태선형이라고 한다. 아토피 피부염이 없어지고 그 대신 천식이나 알레르기성 비염이 생기는 경우가 있고, 또한 아토피 피부염과 천식, 알레르기성 비염이 함께 동반하는 경우도 많다. 오랜 세월 상처 부위를 반복해서 긁다보니 팔과 다리의 접히는 부위, 이마, 목, 눈 주의 피부가 소나무껍질과 같이 두껍게 변하고, 피부의 건조함과 가려움은 더욱 심해진다.

성인형 아토피 피부염은 치료하기도 매우 어렵고 오랜 시간이 걸린다. 그러다 보니 치료하다가 포기하는 경우도 많다. 아토피 피부염은 증상은 비록 피부에서 나타나지만, 원인은 신체 내부의 면역체계의 교란 붕괴에서 기인한다. 다소 시간이 걸리더라도 면역체계를 다시 복원하는 치료가 중요하다.

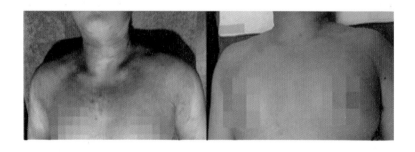

# 성인 아토피 방심하면 안된다

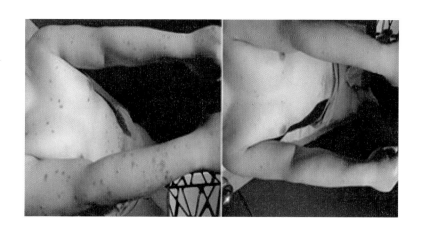

요즘은 성인들 사이에서도 피부질환은 유독 많은 발병률을 보인다. 면역체계 불균형의 원인중 대표적으로 지목되는 스트레스와 과로, 잘못된 식습관 등에 최근 많이 노출되어 있다.

그래서 성인 피부질환의 경우 원인부터 증상에 이르기까지 정확하게 이해하는 것이 중요하다. 보통 몸속 장기의 이상이 생겼을 때 나타나므로 피부질환을 잡으려면 해당하는 장기의 기능을 회복하는 것이 중요하다.

폐에 이상이 생기면 폐위(肺痿: 폐가 비정상적으로 줄어들어 늘어나지 않는 병) 증상이 나타나고, 간에 이상이 생기면 간울형 또는 간열형 증상이 나타난다. 위에 이상이 생기면 위열형 증상이 나타나게 된다. 자신이 어떤 형의 증상인지 알면 그만큼 치료의 정확도가 높아지게 된다.

이처럼, 성인 피부질환의 발병의 원인분자는 다른 곳도 아닌 바로 몸속에 있다. 여러 가지 요인이 우리 신체 내부의 장기에 손상을 주어, 피부결을 보호하는 보호막을 약하게 만들어 외부의 작은 침입에도 쉽게 무너져 염증으로 나타나는 것이다.

그렇기에 피부질환 환자분들은 흔히 작은 신경이나, 인스턴트, 등푸른 생선이나, 기름진 음식 등 자극적인 것이나 몸에 무리가 조금만 오더라도 증상의 악화를 쉽게 보이는 것이다.

하늘토한의원은 환자의 체질 등을 고려하여 맞춤형 탕약, 경락약침요법, 림프해독요법, 적외선 광선요법 등 다양한 치료를 통해 성인 피부질환의 원인을 해결하고 몸속을 보호하는 치료를 한다.

증상을 치료하기보다 근원적인 문제를 해결하기에 보다 빠른 증상의 호전을 기대할 수 있을 뿐만 아니라 재발을 방지할 수 있다.

# 태선형 아토피

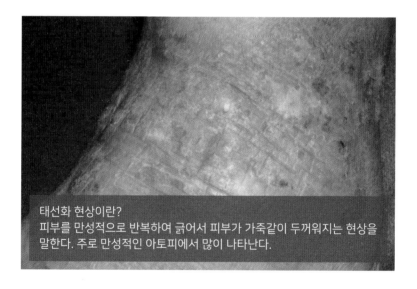

태선화 현상이란?
피부를 만성적으로 반복하여 긁어서 피부가 가죽같이 두꺼워지는 현상을
말한다. 주로 만성적인 아토피에서 많이 나타난다.

아토피 태선화 현상이란 피부를 만성적으로 반복하여 긁어서 피부가 가죽같이 두꺼워지는 현상을 말한다. 주로 유아기 혹은 소아기에 시작되는 만성적이고 재발성의 염증성 피부질환으로 소양증과 피부건조증 또는 습진을 동반한다. 원인은 아직 확실히 알려져 있지 않지만 환경적인 요인과 유전적인 소인, 면역학적 반응 및 피부보호막 이상 등이 주요 원인으로 여겨진다.

아토피 태선화 현상이 얼굴에 나타날 경우 피부가 거칠어지고 딱딱해져 외모 콤플렉스로 작용하게 된다.

태선이라는 말은 증상으로도 쓰이고 병명 자체로도 쓰일 수 있는데 피부나 점막 표면에 만성적인 작은 병변 및 각질이 두꺼워지는 증상이 지속적으로 나타난다. 매우 드물게 수포가 형성될 수 있고, 여러 가지 요인에 의해 피부를 긁어서 피부가 두꺼워지고 주름이 보이는 현상이 발생한다. 이러한 태선화에는 다양한 종류가 있다.

## 약물치료로 일시적인 억제반응이 아닌! 자생력을 높여 스스로 치유할 수 있도록 하는 치료!

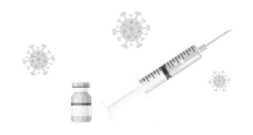

### 만성 단순 태선

가려움증이나 다른 피부질환의 작용으로 피부를 계속해서 긁거나 비벼서 피부가 두꺼워지고 거칠어지는 질환이다. 가려움증, 아토피 피부염, 습진 등의 피부질환과 면역력 저하, 정신적인 스트레스로 호발될 수 있다. 팔다리, 목, 등 눈에 잘 보이는 부위에서 잘 생기며, 전신 어디에서나 발생할 수 있다.

### 편평태선

피부와 점막에 통증과 가려움증이 동반되는 원인 불명의 만성 염증성 질환으로 여러 부위에서 나타난다. 초기에는 자주색, 어두운 갈색의 작은 구진으로 시작해 심해질수록 부위가 커지고 인설이 두꺼워진다. 역시 전신에서 발생할 수 있으며, 가려움은 개인에 따라 간헐적으로 나타난다.

편평태선 중 구강 내에서 발생하는 증상인 구강편평태선은 구강점막에 흰색 그물 모양 선의 태선 조직이 보인다. 혀로 만졌을 때 이물감이 느껴지고 맵고 짠 음식을 먹었을 때 통증, 열감, 따가움 등을 느끼게 된다. 태선 반응 외에도 전체적으로 구강점막이 빨갛게 충혈되고 점막의 감각이 예민해진다.

### 선상태선

소아에 발생하는 원인 불명의 염증성 피부질환으로 홍반 증상과 하얀 인설이 선상으로 나타나는 게 특징이다. 인설을 동반하고 붉은 홍반이 선상으로 이어져 있으며, 팔다리에 나타난다.

### 광택태선

피부에 광택이 보이는 작은 구진들이 부분적으로 모여 있다. 크기가 비슷한 구진들끼리 모이지만 융합은 거의 보이지 않는다. 다른 피부질환과 달리 가려움 같은 증상이 거의 없는 게 특징이다.

하지만 피부 태선화로 가장 흔하게 알려져 있는 것은 바로 아토피 태선화이다. 아토피를 방치하게 되면 잔주름들이 많아지고 거칠어져 피부가 가죽같이 변하는 현상이 나타난다. 어느 정도 호전되었다고

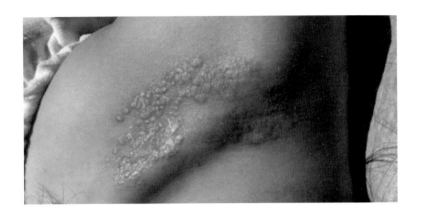

해서 치료를 멈추고 방치하는 경우가 많은데, 이는 피부가 오랫동안 염증 상태에 노출되면서 조직이 결절화되고 판상의 형태로 두꺼워지게 된다.

이는 지속적인 자극에 의해 발생하고 쉽게 없어지지 않는 증상으로 만성 아토피 피부염 환자에게 나타나며, 주로 목 주변, 다리 쪽에 보이는 경우가 많고, 만성적으로 염증에 노출되었던 부위이기 때문에 색소침착과 함께 거뭇거뭇하면서 피부가 거칠어진다.

아토피 피부염은 그 자체만으로도 증상이 잘 낫지 않는 피부질환인데, 여기에 설상가상으로 많은 합병증상을 보여 더욱 힘들게 한다. 이 질환은 알레르기성 질환과 관련이 깊고 영향을 받다 보니 알레르

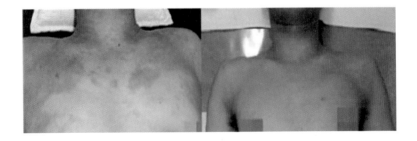

기성 비염, 천식, 두통, 소화불량, 변비 등 전신적인 합병증을 동반하기도 한다.

이들 중 팔다리가 접히는 부위에 남은 흉터와 착색, 태선화 현상에 대한 스트레스가 가장 심하다. 실제 아토피로 인해 내원하는 이들 중 색소침착이 개선되는지, 아토피 태선화가 치료 가능한지 문의하는 경우가 많다. 이처럼 만성적인 아토피를 경험해본 사람이라면 붉은 기나 가려움증이 해소된 후에도 흉터나 흔적이 남아 고민한 적이 있을 것이다.

한방에서는 피부가 건조해지고 두꺼워지는 것을 혈액계통에 열이 있기 때문으로 본다. 그 열로 인해 풍이라고 하는 병적인 상태가 발생하는 것으로 본다. 풍은 피부 상태를 더욱 건조하게 해 비듬을 발생시킨다. 얼굴이나 목 등 신체 상부에 나타나는 것은 화열의 기운이 위로 오르기 때문이며, 관절의 접히는 부분이 두꺼워지는 것은 혈액, 음기가 소모되기 때문으로 분석한다.

다시 말해 한방에서는 아토피 태선화가 나타나는 이유는 체내에 독소가 축적되고 인체 기혈순환이 저하되면서 오장육부의 기능 이상으로 진단한다.

한방 치료의 핵심은 몸 내부의 면역력을 끌어올리고, 질환이 나타난 피부를 함께 치료하는 것이다. 개개인의 선천적인 체질을 고려한 맞춤식 한약 처방으로 장부의 균형을 맞추고 사암침술로 피부의 재생을 돕는다.

아토피 환자를 비롯한 피부질환 인구들의 치료과정을 보면 호전 속도다 더디게 나타나거나 심한 명현현상의 경험으로 치료를 중도에 포기하는 경우를 종종 볼 수 있다. 또 한두 번의 치료를 통해 증상이 조금이라도 나아지면 스스로 치료가 완료되었다고 판단하며 중단하는 경우도 많다. 그러나 이러한 행동이야 말로 증상 악화를 초래할 수 있어 삼가야 할 행동이다.

이미 생긴 아토피 증상은 치료를 통해 해결하는 것이 맞지만, 아직 오지 않은 아토피는 미리 예방하고 관리하는 방법밖에는 없다. 피부가 자극을 받거나 건조해지지 않도록 신경을 쓰면서 식단관리와 운동으로 규칙적인 생활을 지켜나가는 것이 바람직하다.

실내온도는 외부온도와 차이가 많이 나지 않도록 25~28도, 습도는 50~60%를 유지하는 게 좋다. 체내 노폐물을 유발시킬 수 있는 인스턴트식품, 가공식품 섭취를 줄이며, 피부에 좋은 비타민이 풍부한 채소, 과일 등을 꾸준히 챙겨 먹는 노력이 필요하다.

피부 태선화가 동반되는 만성 아토피 피부염을 앓고 있다면 장부기능이 저하되어 있지는 않은지 살펴봐야 한다. 오장육부는 인체 내의 에너지 창고이자 호르몬 분비와 면역에 관련해 핵심적인 기관이다. 모든 질환이 마찬가지이지만 아토피가 오래되고 장기화할수록 기본적으로 인체 전반의 면역력과 에너지가 떨어진다. 따라서 열을 개선시키는 치료와 함께 장부를 회복하는 치료가 필요하다.

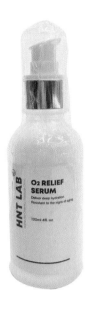

릴리프 세럼

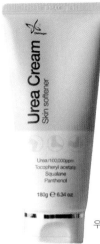

우레아크림

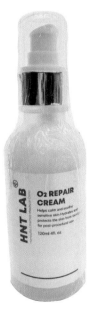

리페어크림

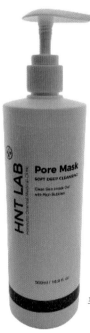

포어 마스크

Chapter

# 피부부속기 질환

# 면역력이 약한 연령층에서 발생하는 대상포진

대상포진은 수두를 앓은 후 수두 바이러스가 완전히 소실되지 않고 우리 몸에 잠복하여 있다가 몸이 피곤하고 저항력이 감소된 틈을 타 피부신경에 침입하여 염증을 일으키고 신경을 파괴시키기 때문에 바늘로 찌르는 듯하고 전기가 통하는 듯한 통증을 유발한다. 이러한 통증과 감각 이상 후 척추를 중심으로 한쪽에만 팥알 크기의 작은 물집이 보인다.

대상포진은 젊은 사람에게는 드물게 나타나는 질병이지만 면역력이 떨어지는 60세 이상의 성인들에게서는 자주 나타나는 증상이다.

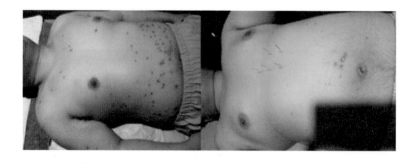

또한 인간 면역결핍바이러스 감염 환자와 장기이식이나 항암치료를 받아서 면역력이 떨어진 환자에게서 많이 발생한다. 이 경우엔 젊은 나이에도 발병할 수 있다. 증상이 심각한 환자에게서는 전신에 퍼져 사망까지 이를 수 있다. 지금부터 대상포진에 대해 자세히 알아보도록 하겠다.

## 대상포진의 원인

대상포진의 원인은 대상포진 바이러스이다. 면역력이 약한 어린이가 흔히 걸리는 수두의 원인체인 수두 바이러스와 똑같은 바이러스라고 생각하면 된다. 수두 바이러스에 한 번 감염되고 나면 바이러스가 몸속에서 완전하게 사라지지 않기 때문에 몸속에 남아 있는 수두 바이러스는 신경을 따라서 이동하여 신경절에 잠복해 있게 된다.

어렸을 때 수두를 앓았다고 해서 반드시 대상포진이 발병하는 것은 아니다. 신체의 면역력이 제대로 작동하면 잠복해 있는 바이러스는 대상포진으로 발병하지 않게 된다. 그러나 신체의 면역력이 약해지게 되면 신경절에 잠복해 있었던 수두 바이러스가 신경을 타고 다시 피부로 내려와 그곳에서 염증을 일으키게 된다. 증상이 심하면 염증이 전신으로 퍼질 수 있기 때문에 각별히 신경을 써야 하고 증상이 의심된다면 바로 가까운 병원에 내원하여 검사와 치료를 받는 것이 좋다.

## 대상포진의 증상

대상포진의 증상으로는 증상 부위에 심한 통증 또는 감각 이상이 동반되기도 하며 붉은 반점이 신경을 따라 나타난 후에 여러 개의 물집이 무리 지어서 나타나게 된다. 물집은 수두 환자한테 나타나는 것과 조직검사 결과가 동일하다. 물집은 10일~14일 동안 변하게 되는데, 고름이 차면서 색깔이 탁해지다가 딱지로 변하게 된다. 직접적인 접촉 등에 의해 물집이 터지게 되면 피부에 궤양이 형성될 수 있다. 보통은 증상이 2주 정도가 지나면 피부에 딱지가 생기면서 증상이 좋아진다. 그러나 피부의 병적인 증상들이 모두 회복된 후에도 증상 부위가 계속 아프기도 한다. 이러한 대상포진성 통증은 나이가 있는 환자의 약 30%에서 나타나고 심할 경우엔 마약성 진통제를 사용해야 할 정도로 통증이 심한 경우도 있다.

### 대상포진의 치료법

대상포진의 치료 방법으로는 7일간 항바이러스제를 복용하거나 약물 주사를 맞아야 한다. 통증이 심할 경우엔 통증 조절을 위해 진통제를 함께 사용하기도 한다. 대상포진 증상 부위에 항생제를 사용하고, 염증이 심한 경우에는 항염제나 스테로이드 등을 함께 사용한다. 또한 피부의 물집을 터트리고 난 후에 깨끗하게 소독하고 진물들을 흡수해서 피부 재생을 도울 수 있는 드레싱 제제를 사용한다. 통증 증상이 심할 경우에는 진통 효과가 있는 파스나 연고를 사용하는 등 다른 치료 방법들이 동원된다. 그러나 입원하여 치료할 경우에는 항바이러스 주사제를 사용할 수 있고 통증 조절이 보다 쉽고, 대상포진의 원인이 되는 스트레스나 과로에서 벗어날 수 있기 때문에 도움이 되기도 하지만, 먹는 약과 충분한 휴식으로도 치료가 가능하므로 반드시 입원해서 치료해야 하는 것은 아니다.

### 간경화성형

스트레스 등으로 인해 간기가 울결되어 발생하며 주로 머리, 얼굴, 옆구리 부분에 발생한다. 간화를 식혀주고 습열을 풀어주는 치료를 하며 시호, 황금 등의 약재를 주로 사용한다.

### 비장습열형

비장의 기능이 저하되어 체내 습열이 생성되고 복부 대퇴부에 주로 발병한다. 비장을 튼튼하게 해주고 원활하게 하여 습을 제거해주고 열을 식혀주는 치료를 하며 백출, 저령, 창출, 택사 등의 약재를 주로 사용한다.

### 기체혈어

주로 노인 환자들에게 많으며 수포가 사라지고 난 후에도 통증이 오래 남는다. 단삼, 현호색, 모려 등의 약재를 사용한다.

### 대상포진의 예방법

대상포진의 예방법으로는 규칙적으로 걷기, 스트레칭, 등산 등 하루에 30분 이상 운동을 해주고 비타민D를 충전해줄 수 있는 햇볕을 쬐는 것이 좋다. 또한 오트밀과 같은 항산화 작용을 해주는 음식을 섭취해주고 귤, 레몬 같은 비타민이 들어있는 과일도 섭취하는 것도 좋다. 그리고 백신 접종이 가장 효과적인 방법인데 미리 백신 접종을 맞아서 대상포진을 예방하는 것이 좋다. 연령대가 낮은 젊은 층의 경우엔 예방주사보다는 과음이나 흡연, 스트레스를 과도하게 받는 것을 피하는 것이 효과적일 수 있다. 반복적으로 대상포진에 걸리지 않기 위해선 증상을 방치하지 말고 꾸준하게 면역력 관리를 해주는 것이 중요하다.

이상과 같이 대상포진에 대해서 알아보았다. 대상포진을 예방하기 위해선 우리 신체의 면역력을 강화시키는 것이 중요하다. 평소에도 규칙적인 운동과 균형 잡힌 식사, 충분하게 숙면을 취하고, 과도한 피로와 스트레스들은 감소시키려는 노력을 해야 한다. 또한 대상포진 예방접종을 할 때엔 의사와 상담 후에 50대 이상인 분들은 1회 접종을 하면, 60세 이상에서 50%정도로 예방이 가능하다. 대상포진 증상이 나타나면 최대 빨리 의사의 진료를 받고 72시간 이내에 항바이러스제를 복용해야지 또 다른 합병증을 최대한으로 줄일 수 있다.

하지만 이러한 예방에도 불구하고 대상포진 환자는 번번히 재발하는 경향이 있다. 규칙적인 운동과 균형 잡힌 식사, 충분하게 숙면을 취하고, 과도한 스트레스들은 감소시키려는 노력을 한다는 것이 쉬운 것이 아니기 때문이다. 대상포진이 이미 나타난 경우라면 위의 치료방법을 쓰는 것이 다급할 수도 있다. 일단 대상포진을 진정시키고 나면 방심하지 말고 한의원에 내방하여 자신의 체질을 정확하게 진단 받고 면역력을 키우기 위한 자기 증상에 대한 적합한 처방을 받아, 자신의 생활패턴에 맞는 치료를 하는 것이 중요하다.

# 두드러기

추운 겨울을 지나 봄으로 가는 시기 체내 온도가 높아지거나 무더운 여름에서 가을로 넘어가는 계절에 체내 온도도 낮아지게 되면 이런 체내 온도 변화에 우리 몸이 적응하다 보면 몸의 면역력 저하가 나타날 수 있는데 이때 두드러기 증상이 빈번하게 나타는 분들이 있다. 특히 장기간 지속되면서 그로 인해 발생되는 다양한 정신적인 스트레스를 겪게 된다.

이런 두드러기는 대부분 피부로 오는 외부의 공격에 대하여 몸 안의 방어작용이 제대로 작동하지 않아서 발생하게 된다. 어떤 자극에 대해서는 몸이 이를 특이반응으로 표출하는 경우가 있다. 이때 몸 안에 급격한 방어반응이 나타나게 되는데 이로 인해 피부가 부어오르기도 하고, 가려움 증상이 나타나며 피부가 팽창하는데 이를 알러지 반응이라고 하는데 그때 피부에 나타난 형상을 두드러기라고 생각하면 된다.

피부의 살갗은 폐, 대장이 관여하고 피부의 건강과 영양 공급은 우리 몸의 위장이 담당하는데 만약 폐나 위장의 장부 내 불균형이 오래 지속되면서 외부 환경 변화에 피부가 민감하게 반응하게 될 때 두드러기가 피부에 생기게 된다.

즉, 폐가 너무 튼튼한 체질은 양기가 과해서 음기로 조절하지 못해 피부장벽과 피부진피층 속 각 조직과 혈관에 양기가 망동하여 두드러기 반응이 생긴다고 이해하면 된다.

그 원인은 간이 가장 취약하기 때문에 그렇다고 할 수 있으며 반대로 간은 튼실한데 폐가 취약한 체질은 음이 너무 실하고 양이 허한데서 두드러기가 생길 수 있고 그로 인해 수많은 면역계 관련 질환들도 동반해서 나타날 수 있다.

두드러기는 우리 몸에서 음식을 섭취했을 때 영양분으로 흡수하지 못할 음식이 있다는 것을 피부가 알려주는 신호체계라고 보면 된다. 그런 신호체계를 무시하고 체질에 반대되는 음식을 꾸준히 섭취하게 되면 문제가 발생할 수 있다. 물론 이러한 문제가 음식 때문만으로 나타난다고 볼 수는 없다. 어디까지나 가장 보편적인 예시이며 면역력 저하나 순환기능 저하 등 여러 가지 복잡한 내부적인 요인과 관련되어 발생할 수 있다.

우리 몸의 오장육부의 기능과 역할의 차이가 각각 다르듯 피부의 생김새도 사람마다 다르다. 건조한 경우도 있고 매우 습한 것이 문제가 되는 경우도 있다. 그렇기 때문에 가장 좋은 것은 자신 체내의 습도와 건조함 그리고 냉함 등을 적절한 체온으로 유지하며 지나치게 한쪽으로 쏠리지 않는 상태가 유지되면 피부도 탱탱하고 윤기 있고 건강하게 변화될 수 있다.

두드러기의 경우에는 다양한 원인에 의해서 여러 가지 형태로 나타나는데 차가운 공기나 물이 닿는 것처럼 냉한기운에 의한 것 또는 생활습관이나 식습관의 문제로 인해 심부의 온도상승으로 나타나는 경우 그리고 마찰에 의한 경우 등 다양한 형태로 나타날 수 있다.

사람들은 살아가면서 누구나 두드러기가 생겨날 수 있는 환경이나 요소에 노출이 될 수 있다. 하지만 모두가 증상이 나타나는 것은 아니다. 이는 몸 내부와 피부의 상태가 어떠한지에 따라서 달라진다고 할 수 있다. 그렇기 때문에 두드러기 치료에 있어서 가장 핵심적인 목표는 몸의 균형을 맞춰주는 것이다.

화장실 변기에서 물이 계속 새어 멈추지 않는다고 물을 공급하지 않는다면 그 변기는 쓸 수 없다. 변기 내부를 들여다보고 낡은 수도관을 교체해주거나 혹은 부식된 고무마개를 교체해주는 작업이 필요한 것처럼 우리 몸도 피부에 이상이 생겼다고 해서 그것만을 바라보는 것보다는 내부를 함께 살피는 것이 중요하다.

이러한 다양한 문제들을 해결하기 위해 가장 안정적인 것은 내부면역력과 같이 내부의 특성을 강하게 만들어주고 피부의 장벽을 회복해줌으로써 두드러기를 스스로 물리칠 수 있는 상태로 탈바꿈 시켜주는 것이 중요하다.

우리 몸의 내부는 사람마다 제각각의 차이를 두고 있기 때문에 조금이라도 정확하게 분석을 하는 것이 가장 중요하다. 두드러기의 치료는 이러한 부분에 기초를 두고 시작하는 것이 좋다.

두드러기 증상이라고 해서 똑같은 진단과 똑같은 약과 시술을 처방하고 진행한다면 큰 효과를 보기 어렵다. 이 사람은 주로 어떤 생활을 하고 있는지 또 어떤 환경에 노출되어 있는지 그리고 가장 중요한 증상이 어떤 이유로 인해서 나타나고 있는지를 꼼꼼하게 따져보고 그것과 함께 피부와 내부의 상태를 최종적으로 점검하고 분석하여 가장 알맞은 치료계획을 세우는 것이 가장 중요하다.

어떻게 보면 두드러기를 간단하고 일어날 수 있는 증상이라고 볼 수 있겠지만, 분명한 것은 정상적인 상태라면 일어나지 않아야 하는 증상이라는 점이다. 그리고 만약 그것이 오랫동안 이어지고 있다고 한다면 반드시 그에 맞는 적절한 치료가 필요하다.

두드러기는 피부점막의 혈관이 확장되어 투과성이 증가하여 나타나는 일종의 국한성 수종반응이다. 원인에 따라 음식물 특히 생선 조개류 등에 의해 발생하는 식사성 두드러기, 온도차에 의해 발생하는 두드러기(한랭, 콜린성두드러기), 접촉 및 압박에 의해서 발생하는 물리적 두드러기, 약물에 의해 발생하는 약제성 두드러기 햇빛에 의해 발생하는 일광두드러기 등으로 분류하며 매우 다양하다.

한의학적으로는 진단을 통해 요인을 분석하여 풍열형, 풍한형, 비위불화형, 장위습열형, 기혈양허형, 충임부조형 등으로 나누어 보지만 가장 중요하게 연관되어 있다고 생각하는 장부는 '비장'으로 보고 있으며 음식, 소화기 장부의 문제, 면역력 저하를 가장 주요 요인으로 생각하여 비위불화형, 기혈양허형, 충임부조형이 가장 많은 빈도로 나타난다고 본다.

## 증상

피부증상은 모기 물린 것처럼 부풀어 오르는 형태의 팽진 이거나 좁쌀 형태를 띠기도 하지만 피부증상이 전혀 올라오지 않는 경우도 있다.

신체 모든 부위에서 나타날 수 있지만 주로 체간, 팔다리, 머리, 목 부위에 많이 발생하며 장부에까지 침범할 경우 위험해진다. 팽진이 갑자기 나타나 극심한 소양감(가려움)이 있으며 팽진이 없어지고 나면 흔적을 남기지 않고 사라지지만 가려워서 무방비하게 긁다가 감염으로 인한 피부염이 생길 수 있으니 긁지 않도록 주의해야 한다. 소양감이 발작적으로 나타날 때는 아이스팩으로 진정시켜 주는 것이 효과가 좋다. 6주 이내에 소실되는 경우 급성두드러기, 6주 이상 지속 될 경우 만성두드러기로 정의된다. 만성 두드러기의 경우 원인을 찾기가 어려워 이로 인해 장부에까지 침범할 수 있는데 소화기에 침범하게 되면 복통, 설사, 구토 등이 나타나고 호흡기에 침범한 경우 호흡곤란 질식감 등을 보일 수 있다.

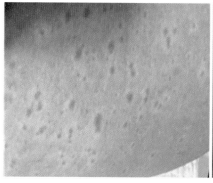 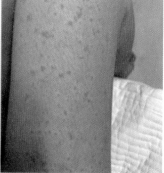

## 치료

### 비위불화형

비위장을 튼튼하게 해주고 피부표면의 풍을 흩어주어 가려움을 잡아주도록 치료하며 건비거풍탕, 지출산 등을 사용한다.

### 기혈양허형

기혈을 길러주고 자양해주도록 치료하며 팔진탕 등을 사용한다.

### 풍열형

피부가 갑자기 붉어지고 가려움이 심한 경우로, 청열해독淸熱解毒하는 약재를 사용한다.

### 풍한형

두드러기 색이 흰 편이며 찬바람을 쏘이거나 차게 하면 심해지고 따뜻하게 하면 증상이 감소하는 특징이 있고 겨울철에 빈발한다. 만성인 경우 기허氣虛, 혈허血虛, 풍사내울風邪內鬱 등으로 구분하며 치료법은 위의 풍열형과 풍한형에 근거해서 약물을 가미한다.

### 위장습열형

피부 발진시 복통이 있거나 대변이 불규칙하며, 심한 경우에는 구토가 나타나고 식중독 또는 과식 후에 심해진다.

조습소진탕, 건비보익탕, 사상체질처방 등으로 치료하고 위장과 장을 건강하게 하는 한약을 처방하여 마이크로 마이오옴(인체 미생물 생태계)의 균형을 바로잡아준다.

# 사마귀

사마귀는 피부 천층에 사람유두종바이러스HPV에 감염되어 발생하는 질환이며 인구의 약 7~10%가 이환되며 손, 발, 우리 몸 어디든 발생할 수 있는 질환이다. 표피의 과다한 증식이 생겨 구진이 나타나며 연령, 계절, 성별의 특징이 없다.

현대에 들어 식생활과 영양분이 개선되고 공중위생이 발달하였지만, 바이러스 질환은 늘어나는 추세인데 현대인들이 과로로 인해 피로에 지친채 생활 하는 것이 면역기능의 불균형을 초래하여 더욱 쉽게 증상을 발현시키는 것이라 보여진다.

한의학 역대 문헌에서 사마귀는 내奶, 내목奶目, 내창奶瘡, 내목창奶目瘡, 천일창千日瘡, 편扁 등의 범주로 보고있으며 사마귀의 발병은 스트레스 등으로 인해 기혈氣血이 불창不暢하고 진액津液이 불운不運하여 기부肌膚에 결취結聚되어 습담濕痰을 형성한 상태에서 외부 사기邪氣가 침입하는 것 등과 관련된다고 보았지만, 요즘에는 생활패턴의 불균형 등으로 인한 기혈실화氣血失和, 미세먼지 등의 외부환경에 의한 내리

부밀奶理不密, 열독취결熱毒取結 등으로 인해 발병하는 경우가 많아지고 있다.

## 증상

사마귀의 원인은 HPV(인간 유두종 바이러스)이며 이 감염원은 불시에 접촉을 통해 피부로 들어오게 되어 잠복기를 거친 후 피부의 각질형성세포를 자극해 각질이 빨리 분화하도록 한다. 바이러스에 감염된 피부가 각질을 지나치게 많이 생성하면서 그 덩어리로 인해 피부가 볼록하게 튀어나오게 된다.

발에 생길 경우 보행에 불편을 야기하며 손에 생기면 미용상 신경을 많이 쓰게 되고, 특히 생식 사마귀인 곤지름은 가족에게도 그 고민과 불안함을 얘기하지 못하고 혼자 스트레스를 받는 경우가 많다.

심상성 사마귀(보통사마귀)는 가장 흔한 유형으로 경계가 명확한 각질성 구진, 판, 결절의 형태이고 사마귀 조직이 조금씩 말라가면서 어둡게 변하는 특징이 있으며, 병변의 표면을 벗겨보면 까만 점이 나타난다. 소아의 손등, 손톱, 얼굴에서 호발한다. 대다수에서 가려움증이나 자각적인 통증은 없으나 손으로 누를 경우 통증이 발생한다.

편평 사마귀는 확대해 보면 변연부까지 부풀어 오르며 약간 융기된 표면을 보이며 편평한 구진의 형태이다. 대개 다발성으로 합쳐져 불규칙한 판이 되기도 한다. 안면과 사지에서 호발하며 가려움증이 동반될 수 있으며 긁은 자국을 따라 번지는 특징을 보인다.

손발바닥 사마귀는 발바닥에 생긴 경우 융기되어 있지 않아 티눈,

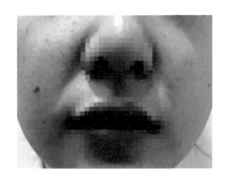

굳은살처럼 보이기도 한다. 티눈은 발바닥이나 발가락 사이에 생기는 경우가 많으며, 걷거나 누르면 통증이 심해지지 않는다는 차이점이 있으며, 사마귀는 티눈과는 달리 신발이 닿는 부위나 체중이 실리는 부위와는 상관없이 생기는 경우가 흔하다.

## 치료

미용상으로나 일상생활에서 불편함을 초래하는 사마귀는 일차적으로 환자들은 무조건 제거하고 보자는 생각을 하게 되는데, 몸의 근본적인 치료를 하지 않고 단순히 제거하기만 한다면 고스란히 재발하거나 더 커져 주변으로 번지는 경우가 적지 않다. 이런 현상이 발생하는 것은 사마귀 바이러스가 활동할만한 힘이 강하게 남아있거나 억제하기 위한 몸의 면역기능이 부족한 상태에서 무리하게 제거하게 된 경우이다.

이에 다음과 같은 경우 단순히 제거하기보다는 면역치료를 함께 하여 재발되지 않게 하는 것이 중요한데 꾸준한 생활 관리와 함께 한약을 복용하면서 관리를 하는 것이 좋다.

사마귀를 제거하면 할수록 더 퍼질 경우, 사마귀가 딱딱하지 않고 분홍빛이 돌거나 투명할 경우, 사마귀가 이유 없이 최근 들어 번지거나 커지면서 가려운 경우 활동기로 진단되어 최대한 빨리 면역치료를 시작하는 것이 중요하다.

한방치료로는 감초와 의이인 같은 한약재를 가장 많이 사용된다. 의이인은 감염성 질환 및 사마귀 같은 바이러스 질환, 자가면역질환 등의 치료에 많이 활용되고 있다.

이외에도 포공영, 단삼, 적작약, 아출 등의 약재들은 열을 식혀주고 해독작용을 하며 어혈을 풀어주는 역할로 많이 사용된다.

위와 같은 약재들과 함께 체내 부족한 장기를 보해주고 과한 부분의 균형을 맞춰주는 개인 맞춤 한약과 함께 면역치료가 들어가게 된다.

비활동성의 편평 사마귀는 점이나 좁쌀여드름처럼 잡티같이 보이기도 하며 여성의 경우 화장하면 더욱 도드라져 보이게 된다. 이런 경우 뜸, 침치료로 제거가 가능하다. 주기적인 침치료와 한약 복용으로 관리하는 방법이 가장 확실한 방법이다.

규칙적인 식습관, 규칙적인 운동습관과 충분한 휴식 및 수면을 취해 면역기능을 회복시키고 과로나 스트레스는 바이러스 활동이 증가될 수 있는 최적의 환경이 되므로 잘 관리해야하며 면 소재의 의류 속옷, 통풍이 잘되는 의류를 입는 것이 좋다.

# 활동성 사마귀의 치료

　사마귀는 손, 발, 우리 몸 어디든 발생할 수 있는 질환으로 HPV바이러스 감염에 의해 발생하는 매우 흔한 피부질환이다.

　국민건강보험공단의 발표에 따르면 사마귀로 병원을 찾는 환자는 매년 12%씩 증가하고 있는 추세라고 한다.

　현대에 들어 식생활이 개선되고 공중위생이 발달하였지만, 바이러스 질환은 늘어나는 추세인데 현대인들이 과로로 인하여 피로에 지친 채 생활하는 것이 면역력을 저하시켜 더욱 쉽게 증상을 발현시키는 것이라고 보여진다.

　사마귀의 원인은 HPV 즉, 인간 유두종 바이러스이며 이 감염원은 불시에 접촉을 통해 피부로 들어오게 되어 잠복기를 거친 후 피부의 각질형성세포를 자극해 각질을 빨리 분화하도록 한다. 마침내 바이러스에 감염된 피부가 각질을 지나치게 많이 생성하면서 그 덩어리로 인해 피부가 볼록하게 튀어나오겐 된다.

　몸에 생긴 사마귀를 인지하는 순간 제일 먼저 제거를 생각하게 된다. 더군다나 얼굴에 생기는 사마귀는 미용상 신경이 쓰일 뿐만 아니라 더 많이 퍼질 수도 있다는 두려움에 조금이라도 빨리 제거하려고 한다. 발에 사마귀가 생기면 보행에 불편을 야기하며, 손에 생기면 남이 볼까 신경을 많이 쓰게 된다. 특히 생식 사마귀라고 하는 곤지름은 가족에게도 그 고민과 불안함을 말 못하는 경우가 많다. 그래서 빠른 치료와 시각적인 효과를 원해서 환자들은 무조건 사마귀를 제거하고 보자는 생각을 하게 된다.

하지만 보기 흉한 사마귀를 제거한다고 해도 고스란히 재발하거나 더 커지거나 주변으로 퍼지는 경우가 적지 않다. 이런 현상이 발생하는 것은 사마귀 바이러스가 활동할만한 힘이 강하게 남아 있거나 억제할만한 면역력이 부족한 상태인데 무리하게 제거를 한 경우라고 할 수 있다.

즉 사마귀 바이러스가 강한 활동력을 보인다면 힘들게 제거해도 다시 재발할 수 있다. 이럴 때는 단순히 제거하는데 그치지 말고 면역치료를 하는 것이 효과적이다.

면역치료는 고통 없이 한약으로 치료하는 것인데 다음과 같은 증상이 나타날 때 면역치료를 하는 것이 좋다.

첫째, 사마귀를 제거하면 할수록 더 퍼질 때

둘째, 사마귀가 딱딱하지 않고 분홍빛이 돌거나 투명할 때

셋째, 사마귀가 이유 없이 최근들어 번지거나 커지면서 가려울 때

이런 경우는 활동기로 진단되어 최대한 빨리 면역치료를 시작하는 것이 좋다. 활동기 사마귀의 치료는 면역반응이라는 과정을 통해서 이루어지며 단기간에 많은 수의 사마귀들이 전신에 걸쳐 한꺼번에

떨어지게 된다.

편평 사마귀의 면역반응은 가려움증이 동반될 수 있으며 어떤 경우에는 사마귀가 오히려 커지고 심하게 번지는 증상이 나타난다. 이때 사마귀를 확대해서 보면 변연부까지 부풀어 오르면서 붉어지는 양상이 더욱 심해지기도 한다. 이런 반응이 일주일 내지 보름간 지속되면서 서서히 줄어들고 전체적으로 사마귀가 탈락되게 된다. 하지만 이런 심각한 가려움증이나 번지는 증상 없이 서서히 가라앉으며 면역반응이 완료되는 경우도 있다. 이 시기의 사마귀 조직을 관찰해보면 상부 진피 및 표피에 세포독성 T림프구와 대식세포가 관찰되는데 이는 우리 몸의 면역계가 사마귀 바이러스를 직접적으로 죽이는 작업을 했다고 보는 근거가 된다. 이러한 치료를 '면역치료'라 하고 이 과정을 '면역반응'이라고 한다.

심상성 사마귀 즉, 일반 사마귀의 면역반응의 가려움증은 거의 나타나지 않으며, 사마귀 조직이 조금씩 말라가면서 어둡게 변하는 특징이 있다. 확대해서 관찰하면 사마귀에 검은 점들이 증가하며 사마귀 조직이 푸석거리면서 마르게 되는데 손으로 뜯으면 조끔씩 뜯기기도 한다. 면역반응이 시작되고 나면 절제하거나 제거한 사마귀의 표면이 다시 올라오지 않게 되며 서서히 제거된다. 편평 사마귀처럼 손이나 발바닥의 사마귀도 면역반응 시에 일시적으로 커지는 증상이 있어 보행시 이물감이 느껴지는 경우도 있다.

물사마귀는 유아 또는 소아에게서 흔히 발생하며 가벼운 가려움증이 동반되기 때문에 긁으면서 더 퍼지는 경우가 많이 발생한다. 물사마귀의 면역반응은 습진형태로 나타나는 경우도 있다. 원래 형태는 둥근 돔 모양의 구진으로 중앙에 움푹 패여 있는 배꼽 형태가 특징이며 면역반응이 일어나면 구진 주변으로 습진 형태의 피부염이 나타날 수 있다. 이 과정은 면역반응이 일어나면서 나타나는 일식적인 증상이며 가려움증이 갑자기 증가할 수 있다.

이처럼 면역반응이 일어난 후에는 시간이 지나면서 점차적으로 전신적인 물사마귀 소실이 일어난다. 너무 어린 아이의 경우 되도록 제거치료는 하지 않고 면역치료부터 치료하는 것이 좋으나 완고한 사마귀일 경우 직접 제거 치료를 함께 해야 할 때도 있다.

성기 사마귀도 활동기일 경우 위에 서술한 일반적인 활동성 사마귀의 특징을 가지며, 유사한 면역반응을 통해 소실된다. 다만 활동기 사마귀인지 아닌지를 판별하기 위해서는 치료 경험이 많은 의료진의 진단이 필요하다.

# 비활동성 사마귀의 치료

활동성 사마귀는 HPV 바이러스가 왕성하게 활동하고 있는 것이라면 비활동성 사마귀는 더 이상 HPV 바이러스가 활동하지 않는 것이라고 생각하면 된다. 오래된 사마귀가 더이상 번지거나 커지지 않거나 개수가 적지만 오래되어서 색이 짙어져 있다면 비활동기라고 보면 된다. 이런 경우는 면역반응을 유도해서 치료하는 것은 확률적으로도 힘들며 오랜 시간과 비용이 들 수 있다. 따라서 이런 타입은 직접 제거하는 것이 효과적이며 비용도 적게 든다.

비활동성 편평 사마귀는 잡티나 점 또는 좁쌀 여드름처럼 보이기도 하며 여성의 경우 화장을 하면 더 도드라져 보여 오돌토돌한 구진이 환연히 눈에 띄게 된다. 이런 비활동성 편평 사마귀는 인체에 무해한 녹는 약실을 사마귀 부위에 자입하여 약침과 함께 시술하는 거우침으로 깔끔하게 제거가 가능하다.

거우침의 장점은 정밀한 제거가 가능하다는 점과 피부의 손상을 최소화해서 피부의 회복이 빠르다는 점이다.

물론 재발의 위험이 없는 것은 아니지만, 이 시기 사마귀의 경우 감염력이 약하므로 1~3주 간격으로 3~7회 정도 정기적인 거우침 시술을 통해 간단하게 제거하면서 비교적 손쉽게 관리할 수 있다.

일반(심상성) 사마귀의 경우 크기가 작고 개수가 적으면서 오랜기간 형태상 별다른 변화가 없었다면 비활동성 사마귀로 볼 수 있다. 이때는 뜸을 이용해 제거할 수 있다. 통증은 약간 있으나 효율적인 열전달을 통해 심상성 사마귀 치료를 하는데 효과가 매우 뛰어나다. 다만, 제거해도 사마귀가 다시 올라온다면 활동기 바이러스가 잠복해 있는 것으로 보고 면역치료를 동시에 진행해야 한다.

곤지름 즉, 성기 사마귀 경우도 보통 사마귀의 치료와 크게 다를 것이 없다. 다만 재발률이 상대적으로 높기 때문에 면역치료와 제거 치료를 병행하는 것이 시간을 단축시키고 재발을 막을 수 있는 가장 확실한 방법이다.

하지만 제거를 했는데도 고스란히 재발했다거나 심지어 더 퍼졌거나, 한약을 꾸준히 복용하고 있는데도 불구하고 사마귀가 없어지지 않았다면 이때는 보통 환자의 주관적인 선택이나 의료기관의 취향에 따라 치료방법이 선택된 경우이다. 올바른 사마귀의 치료를 위해서는 사마귀 바이러스 활동의 상태를 정확하게 진단하는 것이 중요하다.

활동기 비활동기의 진단이 확실히 내려졌다면 치료과정의 절반은 이미 진행되었다고 볼 수 있다. 그러나 종종 비활동기와 활동기의 사마귀들이 혼재되어 환자 스스로 자의적으로 판별하기 어려운 경우가 있으므로 정확한 진단을 받아보는 것이 중요하다.

# 곤지름 성기 사마귀 치료

음부 사마귀, 콘딜로마, 성기 사마귀 등 다양한 이름을 가지고 있는 곤지름은 인간유두종바이러스HPV가 인체 면역력이 낮아진 틈을 타 남성 또는 여성의 성기에 발생한다. 건강한 사람에게는 별다른 영향을 끼치지 않으나 면역기능이 저하된 경우 바이러스가 활성화되면서 곤지름이 나타나게 된다. 모든 사마귀는 초기 치료가 중요한데 많은 사람이 민망하기도 하고, 부끄러워 치료를 미루다 방치하면서 주

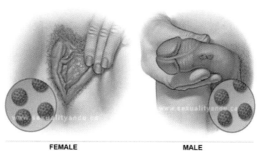

HPV (Genital Warts)

FEMALE          MALE

변으로 확산되어 조그마한 접촉에도 터지면서 출혈을 일으켜 일상생활에 큰 불편함을 주게 된다. 이렇게 치료를 늦추거나 받지 않아서 걷잡을 수 없이 퍼지는 경우 더 오랜 치료가 필요하다.

남성은 성기 및 인접 부위, 항문 부위에 주로 발생하며, 여성의 경우 외음부나 자궁경부, 질과 항문 주변에 나타난다. 분홍색 내지 적색의 돌기가 나타나며 남녀 생식기나 항문 및 그 주위의 피부, 점막에 발생한다. 주로 성인에게서 나타나며 성관계를 통해 전염이 쉬운 편이다.

곤지름의 감염 원인은 성관계에 의해 감염되는 경우가 대부분이다. 곤지름은 전염력이 강하여 한 번의 성관계만으로도 50% 이상의 확률로 전염될 수 있다. 하지만 면역력이 저하된 상태에서 공중목욕탕, 공중화장실, 기타 피부접촉을 통해 감염되기도 한다. 그러다 보니 면역력이 약한 소아와 노인층에게도 나타나며, 여성 곤지름의 경우 임신 중 크기가 급격하게 증가한다. 자연치유가 되기도 하나 치료 후 재발이 쉬운 질환이다. HPV 바이러스가 체내에 잠복해 있다면 신체 면역력이 저하될 때마다 발현될 수 있는 것이다. 따라서 저하된 면역력을 회복시키는 것이 곤지름 치료의 핵심이다. 곤지름 치료가 다른 사마귀 치료보다 어려운 것은 무엇보다 은밀한 부위에 발생하다 보니 초기에 병원을 찾기보다는 상당히 많이 진행된 이후에 병원을 찾는 경우가 많기 때문이다.

은밀한 부위에 발생하다 보니 성병으로 착각하기도 한다. 여성의 경우 곤지름이 생기면 임신이나 결혼할 때 악영향을 걱정하기도 한다. 특히 남자 친구나 여자 친구가 바람피웠다고 의심하거나 의심하게 될까 두려움을 갖게 된다.

곤지름은 다음과 같은 관찰 방법으로 환자 스스로 판단할 수 있다. 피부가 약간 올라온 상태이거나 편평한 모양이 한 개 또는 여러 개가 나타나거나, 다양한 크기의 분홍색 또는 흰색의 돌기가 발생하는 경우, 여러 개의 크고 작은 사마귀 또는 닭벼슬 모양의 돌기가 생성된 경우, 부드럽게 건드려도 쉽게 피가 나는 경우, 아무 증상 없이 출혈이나 분비물이 나오는 경우라고 볼 수 있다.

곤지름 역시 사마귀일 뿐이다. 곤지름이라고 해서 특별하게 더 공포스럽게 생각할 필요는 없다. 병원을 찾아가서 상담받고 치료받겠다는 최소한의 용기만 있다면 다른 사마귀처럼 쉽게 치료될 수 있다.

무엇보다 중요한 점은 재발하지 않게 치료해야 한다는 점이다. 그러기 위한 치료의 관건은 면역력을 회복시키는 일이다. 체내 면역력을 향상해야 몸속에 침입한 곤지름을 이겨내고 몰아낼 수 있다. 또한 한방 외용고를 통해 병변 부위가 흉터 없이 잘 재생되도록 하는 치료가 병행되어야 한다.

면역력을 향상시키고 흉터 없이 곤지름을 없애기 위해서는 즉각적인 효과를 나타내는 레이저나 냉동요법보다는 꾸준한 생활 관리와 한약 복용이 중요하다.

곤지름을 예방하기 위해서 여름철 해수욕장 등의 사람들이 많이 몰려 비위생적일 수 있는 장소에 가게 되면 항상 청결을 유의해야 하며, 규칙적인 식습관, 규칙적인 운동습관과 충분한 휴식 및 수면을 취해 면역력을 회복시키는 것이 중요하다. 과로나 스트레스는 바이러스 활동의 최적 환경이 되므로 과로나 스트레스를 잘 관리해야 하며, 가족 중 한 명이라도 곤지름 바이러스에 감염이 되었다면 가족의 건강을 위해 물건을 따로 사용하는 게 중요하다. 면 소재의 속옷, 통풍이 잘되는 옷을 입는 것이 좋다.

# 접촉성 피부염

　화학물질이나 금속 마찰 등 피부에 자극을 주는 요소에 노출되었을 때 발생하는 피부염으로 자극에 의해 발병하는 자극 접촉 피부염과 알러지 인자에 반응을 일으키게 되는 알러지성 접촉 피부염이 있다. 특히 알러지성 피부염은 여성에게서 자주 나타나는데 몸에 맞지 않는 화장품으로 인한 경우가 많다. 가렵고 좁쌀 같은 것이 생겨서 여드름으로 잘못 인식되기도 한다.

　최근에 외부 접촉 물질이 다양해지면서 접촉성 피부염으로 고생하는 환자들이 적지 않다.

　원인 물질을 회피해도 정상으로 회복되지 않는다면 악화·재발의 악순환을 끊어주고 재발하지 않는 체질로 변화시켜주는 한방치료를 해 보는 것이 좋다.

　비누, 표백제, 세제, 식물, 금속, 화장품, 방부제, 약제, 고무, 니켈, 크롬, 코발트 및 수은, 합성수지, 염색약, 샴푸, 파마약, 화장품, 립스틱, 치약, 의치, 껌, 귀걸이, 목걸이, 안경테, 향수, 금속 단추,

시계 등 접촉성 피부염을 유발하는 물질은 너무나 다양하기 때문에 단순히 회피하거나 증상을 억누른다고 해서 쉽게 나아지지 않는다.

최근 여러 연구들을 통해 한방을 통한 접촉성 피부염 치료 가능성이 밝혀지고 있다. 이 밖에도 지루성 피부염 등 접촉성 피부염과 비슷한 양상을 보이는 피부질환에도 한방치료가 효과적이라는 발표가 있다.

## 접촉성 피부염 치료에 한방치료가 효과적인 이유는 무엇일까?

접촉성 피부염 한방치료는 증상치료를 넘어 발병 원인 해결에 집중해 재발하거나 오랜 병력으로 반동현상이 걱정되는 환자에게 효과적인 치료 중 하나이다. 환자의 체질, 증상, 원인에 맞춰 1대1 세밀한 맞춤치료라는 장점에 정서적 안정감까지 더해져 효과가 높다.

한의학에서는 환자 개인에 맞는 객관적인 진단을 통해 환자에게 맞는 치료 방법 및 기간을 설계한 후 치료를 시작한다.

접촉성 피부염 치료를 위해서 유산균과 약재를 발효시켜 만든 한약이 효과적이다. 가루 형태로 간편하게 섭취해 간편하고 빠르게 흡수되어 약의 효능을 더 이끌어내는데 도움을 준다.

단순한 단순한 치료에 그치지 않고 항균·항소양에 도움을 주는 약물과 장비를 통해 증상을 치료하게 된다.

접촉성 피부염이 생기는 환자들은 가슴 위는 뜨겁고 아래는 차가운 상열하한의 상태가 많다. 상열하한 상태는 신경을 더 예민하게 만들어 증상을 악화시키곤 한다. 때문에 상열하한 상태를 개선하면 접촉성 피부염 치료에 도움이 된다.

무엇보다 환자들의 식이조절, 생활습관 등을 교정해주는 게 중요하다. 환자들의 체질에 맞는 식단과 생활습관을 통해 재발방지에 중점을 둔다.

접촉성 피부염에는 다음과 같은 천연재료들이 도움을 줄 수 있다.

### 귀리

귀리는 바디 제품이나 비누에 많이 사용되는 천연재료이다. 보습과 미백에 효과가 있으며 각질 제거에도 효과적인 재료이다. 귀리를 활용할 때는 물과 함께 끓여주면 된다. 뜨거운 상태에서 사용하지 않고, 식힌 후 반신욕을 할 때 사용하거나, 화장솜에 직셔 찜질팩으로 활용하면 좋다.

### 알로에

화장품에 많이 사용되며 각종 피부질환에 도움을 주는 재료로 인기가 높다. 알로에는 의학적으로 피부 치료에 효과적이라는 것이 입증되었다. 알로에 잎 안에 있는 젤을 피부염 위에 부드럽게 마사지하는 것이 좋다.

### 카모마일

카모마일은 차로 우려내 마시는 것이 좋다. 해독 효과와 심신 안정 효과가 있다. 피부에 직접 사용할 때는 면봉이나 화장솜에 우려낸 차를 발라주면 좋다. 반신욕 할 때 첨가해도 좋다.

## 오이

오이는 보습과 비타민C 함량이 높아 보습과 피부를 시원하게 해주는 효능이 있어 건조감과 열감이 느껴질 때 사용하면 좋다. 오이는 피부를 밝게 해주며 피부염이 나은 후 자국을 완화시키는 데 도움이 된다.

오이는 얇게 잘라 피부 위에 얹어주거나 갈아서 피부에 얹어주면 좋다. 갈아서 사용하는 경우는 수분이 많아 흐를 수 있으므로 꿀을 섞거나 얇은 거즈를 얼굴에 올린 후 발라 주면 좋다.

# 지루성 피부염

누구나 한두 번쯤은 얼굴이나 두피 부위가 유독 가려운 경험은 살아가다가 겪게 된다. 문제는 이런 가려움이 일시적인 현상이 아니라 뾰루지나 피부 붉어짐, 각질 등을 함께 동반할 때이다. 이는 지루성 피부염(지루피부염)이라 불리는 피부질환의 증상이기도 한데, 주로 얼굴이나 두피, 귀, 가슴 등 피지선이 많이 분포하는 곳에 생겨난다.

지루성 피부염은 지루성 습진이라고 부르기도 하며 피지의 분비가 많은 부위에 생기는 급성 또는 만성의 표재성 습진성 염증성 피부질환으로, 건성이나 지성의 인설이 보이는 홍반을 특징으로 한다. 한의학에서는 '면유풍面游風[1]' '백설풍白屑風[2]'의 증상과 유사하며 체내에 혈이 허하여 피부를 영양하지 못한 상태에서 습열과 풍사가 침입하여 피부가 건조하고 가렵고 하얀 인설이 생기는 증상이라고 표현하고 있다.

---

1) 면유풍: 얼굴의 습진 아토피성 피부염 또는 지루성피부염
2) 백설풍: 두부 백선 얼굴보다는 머리 귀 목뒤 부위 특히 두피에 생기는 지루성 두피염

아토피 피부염은 건성 피부를 동반하고 지루성 피부염은 지성피부를 동반한다는 차이점이 있다.

## 피부염

음허화왕陰虛火旺. 폐와 위에 쌓인 열과 어혈의 응체로 나타난다. 주로 생지황, 현삼, 맥문동, 천화분, 여정자, 구기자, 하수오 등을 써서 음을 기르고 열을 식혀서 폐와 위에 쌓인 열이 아래로 내려가도록 해준다. 백화사설초, 호장근, 단삼, 산사 등을 써서 열을 식히고 독을 풀며 혈을 운행하고 피지를 제거한다. 증상에 따라서 가감한다.

| 피부염의 증상 | 처방 약재 |
|---|---|
| 피진皮疹이 홍색이라면 | 적작약, 목단피, 연교 |
| 농창膿瘡이 있다면 | 금은화, 반지련, 포공영, 야국화 |
| 피진이 많고 결절과 창종이 잘 사라지지 않으면 | 삼릉, 아출, 도인, 조각자, 하고초, 패모, 과루 |
| 피진이 가려우면 | 고삼, 백선피, 지부자 |
| 월경불순이 있거나 월경 전에 악화되면 | 당귀, 홍화, 익모초, 선령비, 육종용, 쇄양 |
| 피지가 많으면 | 측백엽, 의이인 |
| 코에 주로 생기면 | 황금, 상백피, 지골피 |
| 입이 마르고 입술이 건조하면 | 석곡, 천문동, 사삼 |
| 대변이 건조하면 | 화마인, 욱리인, 지실, 대황 |
| 정신이 피로하고 기운이 없으면 | 황기, 당삼 |

## 증상

한의학에서는 혈허형과 습열형으로 나누어 치료하고 있다.

### 헐허형

크기가 일정하지 않고 미홍색의 홍반이 있으며 건조한 인설이 나온다. 두피 부분에는 인설이 여러 겹으로 생겨 두꺼워지고 머리를 빗거나 긁으면 쉽게 떨어져 나오며 모발은 건조하여 쉽게 탈락되어 탈모로 진행되기 쉽다.

### 습열형

홍반, 삼출물, 기름진 인설이 많으며 악취가 심하다. 두피에서 발생하며 아래로 퍼져 심할 경우 전신으로 퍼지는 경우가 많다.

## 지루성 피부염과 접촉성 피부염 치료

### 혈허형

혈을 자양하고 풍을 제거하여 건조한 피부를 윤택하게 해주도록 치료하며 생지황, 현삼, 맥문동, 석고, 측백엽, 대황, 차전초 등을 사용한다.

처방: 육미지황환六味地黃丸 양혈윤부음養血潤膚飲

### 습열형

열을 식혀주고 습을 없애주며 피부를 통하게 하는 치료를 하며 인진호, 황금, 황백, 대황, 의이인, 차전초, 고삼 등을 사용한다.

처방: 소풍산消風散 양격산涼膈散 방풍통성산防風通聖散

대변을 항상 원활하게 볼 수 있도록 식이섬유가 풍부한 채소 등을 섭취하는 것이 좋으며 지방을 많이 함유하고 있는 음식, 진한 커피,

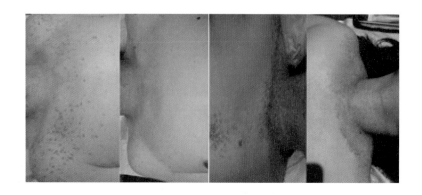

술, 매운 식품 등은 열을 조장 할 수 있으므로 적게 먹는 것이 좋다.

　얼굴 지루성 피부염(안면 지루성 피부염)의 경우 가릴 수 없는 얼굴 부위에 나타나다 보니 증상에 대한 부작용 못지않게 정신적인 스트레스까지 불러올 수 있다. 습진의 일종이다 보니 호전과 악화를 반복하며 자주 재발하기도 하므로 초기에 제대로 치료하는 것이 무엇보다 중요하다.

　지루성 피부염은 피부질환임에도 불구하고 생활과 습관에 많은 영향을 받는다. 과도한 스트레스나 피로, 불규칙한 식습관, 자극적인 화장품 사용, 호르몬 불균형 등이 지속되면 인체 면역체계가 교란되는데, 이것이 종국에 각종 지루성 피부염 증상으로 연결되기에 평소 면역과 생활에 대한 관리가 잘 이루어져야만 한다.

　면역체계가 교란되면 순환 기능을 비롯한 여러 인체 기능에 장애가 생겨 정상적인 피부 기능을 방해하게 된다. 이로 인해 피부장벽이 무너지고 피지가 필요 이상으로 분비되면서 지루성 피부염이 발병되기에 피부 증상에 대한 해결과 함께 흐트러진 면역체계를 바로잡는 것이 바람직한 지루성 피부염 치료라 할 수 있다.

지루성 피부염을 치료하기 위해 한방에서는 면역기능을 안정화시키기 위한 개인별 맞춤 한약을 처방한다. 이는 쿼드 더블 진단 및 RGB 진단에 따라 개인의 체질과 면역상태에 어울리게 처방되며, 3차 여과 과정을 거친 초순수 음용수로 달여져 약의 효능을 높인다.

이와 함께 침치료, 차침(도르레 모양의 롤러침)치료, 광선치료, 약침치료 등 다양한 치료 프로그램을 적절하게 병행함으로써 독소배출, 순환촉진, 피부면역 강화 등으로 지루성 피부염 증상을 완화시킨다. 그러나 환자의 체질적 특이성에 따라 종종 체중감소나 피부 트러블 등의 명현현상이 나타날 수도 있으므로 이상 징후가 느껴진다면 신속하게 재진단을 받아야 한다.

피부질환에 효능이 뛰어난 약재들을 담근 욕조에 들어가 치료하는 약욕치료 방식이 있는데 몸안의 독소와 노폐물 배출에 많은 도움이 된다. 이와 함께 작약芍藥에서 채취한 한약재를 곱게 갈아 신체의 모든 부위에 바른 후 몸을 감싸 치료하는 림프해독법이 있는데 숙면을 취하는 과정에서 몸에 쌓인 독소와 노폐물을 제거하는 데 도움이 된다.

이와 함께 한의학에서는 식약처에서 인증한 안전하고도 품질 좋은 한약재를 사용하여 개인의 체질과 증상에 맞는 탕약을 처방하는데 무엇보다 면역기능을 회복시켜서 피부를 재생하는 도움을 주어 질환이 다시 재발하지 않도록 인체 변화를 주는데 효과적이다.

여드름이나 안면홍조와도 혼동되기 쉬운 얼굴 피부염인 지루성 피부염, 자칫 두피로도 확산되어 탈모를 유발하기도 하므로 방치하거나 포기하지 말고 꾸준히 치료받아야 한다.

# 비듬

머리의 비듬seborrhea은 가장 흔한 지루성 두피염의 증상 중 하나이다. 흔히 비듬이라고 하면 효모균에 의해서 두피에 각질이 생기는 현상을 말한다. 비듬 자체도 지루성 두피염의 가장 경증의 증상 중 하나이다. 이러다 비듬이 심해지면서 두피염이 더 심해지고 두피의 가려움증, 홍조, 염증이 생기게 된다.

두피 등의 피부에 상존하는 피티로스포룸Pityrosporum 효모균이 여러 유발 요인(날씨, 유전, 호르몬, 스트레스 등)에 의해 과대 증식(최고 20배 증가)하여 비듬이 생긴다. 두피의 각질층이 정상보다 빨리, 다량으로 떨어져 생기는 피부질환 때문에 비듬이 갑자기 많이 생길 수 있다.

피지선이 과다 분비되면 각질 세포와 각종 먼지들이 결합하여 큰 덩어리를 이루면서 비듬을 만들고, 수분이 부족해지면 역시 두피를 건조하게 하여 각질이 일어나게 하여 비듬을 만들게 된다.

그러나 두피의 청결도(머리를 몇 번 감는지)와 비듬 간에는 유의할

만한 관계는 보이지 않는다.

이러한 비듬은 건성 비듬과 지성 비듬으로 나눌 수 있다.

### 건성 비듬

두피나 날씨가 건조해지면 피부에서 각질이 일어나듯 두피에 수분이 부족해져 각질이 생긴다. 입자가 곱고 하얀 비듬이 특징이다.

### 탈모의 신호, 지성 비듬

두피에 피지가 많이 분비되는 사람들에 흔하며, 비듬 조각이 누렇고 크며 끈적이는 것이 특징이다. 특히 비듬과 균이 모공을 막아서 피지 분비에 이상이 생기면 두피의 피지가 산화되면서 악취가 나기도 하고 곰팡이가 생겨 지루성 피부염이 되거나 심각한 탈모 증세로 이어질 수 있다.

두피에 갑자기 생기는 비듬은 탈모현상으로 볼 수 있다. 갑자기 머리 밑(두피) 부분이 가렵다거나, 비듬이 심해지고, 특히 젖은 비듬이 많아질 경우, 원형탈모의 전조 증상으로 의심해볼 수 있다.

이런 증세가 반년~2년 정도 지속되면 두피와 머리카락의 건강을 해치게 되어 계속되는 탈모로 이어질 수도 있으므로 주의해야 한다.

치료를 위해서는 우선 두피에 비듬을 만드는 요소를 제거해야 한다. 기능성 비듬 방지용 샴푸를 사용하여 두피를 살균, 소독하면 비듬 원인균의 살균 효과가 있다.

비듬이 두피가 청결하지 못해서 생기는 것은 아니지만, 지성 비듬일 경우에는 매일 머리를 감아 피지 분비를 조절하고 비듬 원인균을 제거해주는 것이 좋다.

특히 머리를 긁는 등의 감염 우려가 있는 행동은 염증을 유발하기 때문에 주의해야 한다.

건성 비듬일 경우에는 잦은 샴푸와 드라이어의 남용, 잦은 파마와 염색 등이 원인일 수 있으므로 주의하고, 수분공급을 위해 저녁에 머리를 감고 두피 부분의 물기만 제거한 후 잠자리에 드는 것도 좋은 방법이 된다.

하지만 비듬은 지루성 피부염으로 피부병에 속하는 병이지만 피부만의 문제로만 보면 치료가 어렵다. 얼굴이나 두피에 지루성 피부염이 생기는 것은 몸속의 열이 머리(두피열)와 얼굴 등의 상체로 지속적으로 올라오게 되어 그 열로 인해서 피부에 염증을 만드는 것이다. 이렇게 올라오는 열이 상열감(두피열) 등과 같은 몸의 전체적인 열의 불균형을 초래하는 것을 '열대사장애'라고 한다. 피부에 생겼지만 몸속의 장부 간의 불균형에 의한 '열대사의 문제'를 먼저 살펴 보아야 한다.

양방 피부과에서는 지루성 피부염 환자분들이 상체로만 열이 심하게 올라오는 것을 알지만 이런 열대사장애와 피부염과의 연관성을 파악하지 못하고 있다. 그런 이유로 지루성 피부염에 먹는 스테로이드제나 스테로이드 연고제를 처방하여 일시적으로 증세만 억제하는 치료를 하게 된다. 이런 이유로 양방 피부과 약은 먹으면 일시적으로 좋아지고, 다시 약을 안 먹으면 다시 또 악화되는 악순환을 반복하게 된다. 한방에서는 몸속 장부간의 불균형을 치료해서 지루성 피부염의 원인을 제거하는데 중점을 둔다. 지루성 피부염이 생긴 환자분의 몸상태를 진찰해서 그에 맞는 한약 처방을 하고, 그에 맞는 일상 관리를 해서 증상의 치료는 물론 재발을 방지한다.

# 탈모

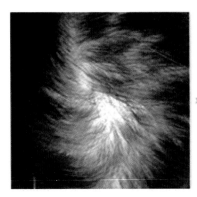 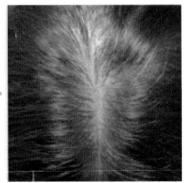

 신체 부위 중에서 가장 많이 신경을 쓰는 것이 헤어 스타일이다. 헤어 스타일의 형태는 첫인상을 좌우하는 핵심적인 요소이다. 그렇다 보니 대부분 사람은 자신만의 헤어 스타일을 갖고 있다. 또한 헤어 스타일에 변화를 주면서 삶의 변화를 함께 주려고 한다. 헤어 스타일의 가장 핵심은 머리카락이다. 건강한 머리카락을 갖고 있어야만 자신만의 스타일을 유지하거나 변화를 줄 수 있다.

건강했던 머리카락이 빠지는 것을 탈모라고 하는데, 탈모는 첫인상을 깎아내리고 대인관계에도 악영향을 주게 된다. 그 중에서도 원형탈모는 많은 사람들에게 나타나고 있다. 원형탈모는 동그란 원의 형태로 머리카락이 빠지는 증상을 말한다.

원형탈모는 한 부위만 빠지는 단발성인 유형도 있지만, 두 부위 이상 복합적으로 진행되는 다발성 유형도 진료 중 어렵지 않게 보게 된다.

이러한 상태를 그대로 방치하면 두피 전체적으로 모발이 탈락될 수 있고, 아주 심한 경우에는 모발뿐 아니라 신체 다른 부위의 체모까지 탈락하는 수준에 이를 수도 있다.

유독 한 부위가 가렵거나 각질, 비듬이 생기고 평소 두피에 열이 많고 땀이 많은 사람일수록 탈모 증상이 나타날 가능성이 높으므로 주의해야 한다. 늘 혹시 모를 상황에 대비하는 것이 중요하며, 항상 살펴보고 초기라고 의심된다면 늦지 않게 원형탈모 치료를 시작하는 것이 좋다.

원형탈모 치료를 필요로 하는 환자분들의 연령대는 20~30대로 젊은 층의 비중이 높은데, 원형탈모의 원인으로는 면역체계의 이상을 꼽을 수 있다.

면역체계의 이상이 생기는 원인은 주로 영양부족, 과로, 스트레스 등 복합적인 영향으로 본다.

대부분 현대인은 영양이 부족하기보다 과잉되는 경우가 더 많지만, 여성분들 중에는 더러 다이어트를 무조건 먹지 않고 무리하게 하는 분도 있는데 이런 분들에게서 영양부족으로 인한 원형탈모가 나타날 수 있다.

이와 같은 이상이 생기면 우리 몸이 모발을 몸의 일부로 인식하지 못하고 공격하게 되고 이로 인해 모발이 탈락되게 된다. 원형탈모의 증상은 진행 속도가 매우 빠르다. 또한 재발률이 높을 뿐만 아니라 전신으로 진행될 경우에는 회복이 매우 어려워질 수 있으니 적절한 시기에 치료를 시작해야 한다.

한의학에서는 머리털髮은 신지화腎之華, 혈지여血之餘이며 발髮의 생장 生長에 있어 신기腎氣의 추동推動과 혈血의 영양이 필요하므로 두발頭髮의 상황을 살펴봄으로써 신기腎氣와 영혈營血의 성쇠를 알 수 있다.

청장년에 있어서 머리털이 잘 빠지고 희소해지는 것은 신허 또는 혈열에 속하며 혈열에 의한 탈모는 지루성 두피염 등에서 잘 나타난다.

갑자기 두발이 부분적으로 빠지는 것은 혈허생풍에 속하는데, 이를 가리켜 '반독斑禿증'이라고도 한다.

### 원형탈모의 증상

원형탈모 증상은 모낭과 경우에 따라서는 조갑을 침범하는 염증성 질환이다. 동전 크기의 원형의 모양으로 털이 빠지는데 경계가 뚜렷하기 때문에 대부분 아무런 증상 없이 갑자기 발생한다. 원형탈모증은 아직 병인이 확실하게 밝혀지지 않았는데 양방에서는 자가면역질환으로 보고 있는데 두피뿐만 아니라 수염, 눈썹, 속눈썹에서까지 원형탈모증이 생길 수 있다.

원형탈모증에서 두피는 정상으로 보이지만 탈모 부위의 가장자리에서는 근위부가 가늘고 원위부의 끊어진 부위는 굵고 색이 진하고

짧게 부러져 있는 감탄부호 모발 모습을 확인할 수 있다. 백색 또는
은빛의 털은 침범받지 않기도 하며 갑상선 질환자의 모근은 자가면
역 질환이 동반되는 경우가 있는데 최근에는 코로나 감염이나 백신
접종 후에도 원형탈모증이 생겨서 전두탈모까지 악화되는 환자들이
늘어나고 있는 추세이다.

### 원형탈모의 치료

원형탈모 치료는 주로 한약 처방과 두피 정안침 약물치료 광선치료

등을 통해 이루어지는데 한의학 치료로 탁월한 효과를 본다. 머리와 피부 그리고 면역세포들은 우리 몸에서 분열이 가장 빠르게 이루어지기 때문에 스트레스 수면장애 소화기장애 호르몬 이상 등등의 다양한 원인으로 인체 변화에 가장 민감하게 영향을 받는다. 따라서 모발 생성을 위해 단백질을 포함한 각종 영양분을 공급하고 모근의 세포분열을 촉진하기 위해 단백질, 미네랄, 비타민D를 생성시키는 물질의 공급이 필요하다. 사물탕(당귀, 숙지황, 천궁, 백작약)과 황기, 하수오, 만삼은 영양분을 공급하고 혈액순환을 촉진하며, 흑지마(피부점막의 염증회복을 촉진), 상심자, 보골지, 토사자는 호르몬의 생산을 자극한다.

체질에 맞는 원인을 고려해서 모발 성장인자를 촉진해 주고 모발의 재생을 위해 강심 효능이 있는 한약재들을 처방하여 심장의 수축력을 높이면 두면 상지부 순환을 촉진하고, 두면 상지부의 체액이 정체되지 않도록 사물탕 계통의 한약제가 하복부 순환을 촉진하여 두피의 염증성 부종과 충혈로 발생한 두면 상지부의 압력을 제거하기 위하여 이뇨 효능이 있는 약물을 처방 하여 치료한다. 이를 통해 뇌의 흥분으로 야기된 스트레스를 동시에 억제시킬 수 있어서 신경과민에 의한 탈모 치료에도 효과를 보인다.

## 원형탈모 처방

한약은 면역력을 바로 잡아주기 위한 가장 효과적인 수단이다. 재발률을 낮추기 위해서는 면역력을 높이는 진료가 필히 포함되어야 한다. 한약은 면역력뿐 아니라 기혈을 보충하고 모발 성장이 잘 될 수 있는 환경을 만들어준다. 이런 효과 외에도 체질에 맞는 맞춤 조제 형식이기 때문에 기타 건강적인 부분까지 진찰 후 반영을 할 수 있다는 장점이 있다. 이를 통해 몸을 보신해주고 보혈해주는 효과 등 다양한 반영이 가능하다.

| 단삼, 황기, 보골지, 생지황 | 관상동맥의 혈류량을 늘리고 심장의 수축력을 강화하여 감심 작용 |
|---|---|
| 하수오, 토사자, 만삼, 천궁 | 진정 작용 |
| 단삼, 생지황, 천궁 | 씨앗류로 비타민E 함유 생식기능을 자극함 |
| 흑지마, 상심자, 토사자, 보골지 | 신장, 하지순환을 유도 |
| 용골 모려 한약제 증상 | 불면증 동계 등 신경증 증상이 있으면서 속이 쓰리다. 여자의 대하 남자의 유정백탁, 머리비듬 가려움 증상이 있으면서 탈모가 있으면 증상에 맞는 처방에 용골 모려 한약제를 가미한다. |

## 탈모의 한의학적 접근

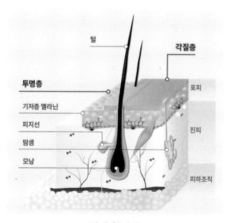

발자 혈지여

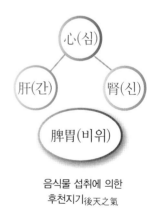

음식물 섭취에 의한
후천지기後天之氣

## 탈모의 한의학적 변증 유형

| 血熱生風<br>(혈열생풍) | 脾胃兩虛<br>(비위양허) | 氣滯血瘀<br>(기체혈어) | 脾胃不足<br>(비위부족) | 氣血兩虛<br>(기혈양허) |
|---|---|---|---|---|
| 돌발적 발생 신속히 진행 | 병정이 오래됨 | 발생 전 두통, 두피, 따끔거림, 흉통 등 선행 | 병정이 오래 됨 원형탈모 발생 시 큰 탈모반이 균일하게 탈락 | 병후 구병 또는 산후 발생. 작은 것에서 큰 탈모 반까지 탈락의 정도나 범위가 점차 증가 |
| 환자 중 눈썹 수염 탈락 진형된 경우 있음 | | 심한 경우 오랜 시간이 지나면 두발 전체가 탈락되어 전두 탈모가 됨 | 두발이 고황枯黃, 회백화灰白化 심할 경우 미모, 액모, 음모 등 전신 범발성 탈모 동반 | 두피가 밝고 부드러우며 탈모 부위에 흩어지고 고르지 않은 미성숙된 모발이 보이지만 가볍게 접촉만 해도 다시 탈락 |
| 두피 소양(벌레가 기어가는 느낌), 배부분 두피 열감 호소 | | | 탈모 가족력이 있는 경우 있음 | |

### 유풍油風

혈이 부족하여서 두피에 영양 공급이 안 돼서 모발의 뿌리가 약해지고 머리카락이 빠지고 두피가 붉어지고 번들거리고 벌레가 기어다니는 듯 가려우면서 조각 모양을 이루는 것이다.

유풍을 일으키는 원인은 인체가 허한 경우 풍열이 침범하여 혈이 피부를 영양하지 못한 것 때문에 생기는 증상이다.

신수생발환

풍한서습이 삼양경 및 심양경락에 침범하여 혈맥이 두피와 모발을 영양하지 못해 허증으로 인한 가려움이 생기고 머리카락이 빠지며 두피가 번들거리는 증상에 인체 근원을 배양하고 미발탕으로 두피와 모발을 씻어내어서 표를 치료하여 활용한다.

당귀, 백작약, 천궁, 천마, 숙지황, 모과, 토사자 각 1돈

미발탕

유풍 증상이 혈허와 풍열이 두피에 침범하여 생기는 탈모증을 치료한다.

박하, 국화, 해애, 방풍, 고본, 곽향, 만형자, 형개수, 감송 각 2돈

황기건중탕

머리카락은 혈의 나머지라고 한의학에서는 보는 시각인데 이에 따라 신장이 머리카락에 영향을 주고 비장은 혈을 주관하기 때문에 모발이 탈락하면서 신장이 허한 증상인 예를 들면 아랫배가 차고 소변을 자주 보면서 아랫배에 복통을 동반하는 경우엔 황기건중탕 또는 사군자탕(인삼 백출 복령 감초 생강 대조 갱미)에 숙지황 녹각교를 첨가해서 매일 아침에 술과 함께 복용하면 효험이 있다.

계지 1돈, 감초 1돈, 백작약 3돈, 황기 5, 교이 1량, 대조, 생강

신응양진단

풍한서습이 심양경락에 침범하여 혈맥이 두피와 모발을 영양하지 못해 허증으로 인한 가려움이 생기고 머리카락이 빠지며 두피가 번들거리는 증상에 활용한다.

해애탕

유풍 증상이 혈허와 풍열디 두피에 침범하여 생기는 탈모증을 치료
한다.

수발황락 동의보감 편

| 약명 | 재료 | 효능 |
|------|------|------|
| 팔물탕 | 인삼, 백출, 백복령, 감초, 숙지황, 백작약, 천궁, 당귀 | 인체가 허하고 손상되어 폐가 상해서 피부가 쪼글쪼글해지면서 건조하면서 털이 빠지는 탈모 증상에 활용한다. |
| 황기건중탕 | 계지, 감초, 백작약, 황기, 교이, 대조, 생강 | 맥이 현弦하고 기가 약하며 털이 가늘고 푸석푸석한 데 효과가 있다. |
| 사물탕 | 숙지황, 백작약, 천궁, 당귀 | 몸이 허약해지면서 기운이 없고 맥이 현긴弦緊* 하면서 피부와 털이 건조해지면서 탈모 증상이 생기는 증상에 활용 가능하다. |
| 육미지황환 | 숙지황, 산수유, 산약, 복령, 택사 | 만성적인 에너지 소모를 막아주고 에너지를 보충하고 노폐물은 배출시킨다. 탈모의 경우 그 원인이 다양하지만 신기부족 즉 단백질의 흡수와 모발로의 영양공급에 문제가 생겨서 발생하는 경우 육미지황환을 꾸준히 복용하면 효과가 좋다. |

---

* 현긴: 현맥弦脈과 긴맥緊脈이 같이 나타나는 맥

# 하늘토한의원

# 탈모 자가진단

**탈모가 의심되신다면, 고민하지 마시고
하늘토한의원 으로 문의주세요!!**

- · 두피 끈적임 현상이 심하고 두피 표면이 누런색이다.
- · 두피 군데군데 진한 붉은색 홍반이 있고, 표면 색은 붉은색에 가깝다.
- · 밤잠을 설칠 정도로 두피가 가렵다.
- · 정수리 부근 두피 냄새가 심하다.
- · 어두운 계열의 옷을 입으면 어깨에 비듬이 쉽게 눈에 띈다.

- · 예전보다 모발이 많이 가늘어졌다.
- · 하루 빠지는 모발 수가 100개 이상이다.
- · 모발에 힘이 없고 잘 끊어진다.
- · 새치가 급격히 증가했다.
- · 모발이 전체적으로 푸석푸석하다.

- · 밤 10시 사이에서 새벽 2시 사이에 깨어있을 때가 많고,
  평균 수면시간이 7시간 이하다.
- · 1주일에 1회 이상 과도하게 음주한다.
- · 하루에 담배를 한 갑 이상 피운다.
- · 육류와 패스트푸드, 인스턴트 음식 등 기름기가 있는 음식을 자주 먹는다.
- · 과도한 업무로 인한 스트레스가 심하다.

Chapter

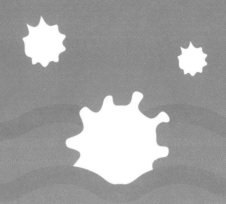

유사 아토피 염증성 피부질환

# 습진

현대인들이 가장 많이 알고 있는 피부질환 중 가장 폭넓게 나타나는 것이 습진일 것이다.

습진이란 가려움, 홍반, 부종, 진물 등의 증상이 동반되는 임상 조직학적 특징을 보이는 피부질환을 아울러 이야기하며 여러 가지 자극물로 인해 피부에 일어나는 염증 반응을 말한다.

심한 부종, 홍반, 진물 등을 특징으로 하는 급성습진과 피부가 두꺼워지는 태선화가 진행되고 각질이 보이는 만성습진, 그리고 그 두가지 상태를 모두 갖고 있는 아급성subacute 습진으로 분류할 수 있다.

우리가 대체로 알고 있는 접촉피부염, 아토피피부염 등도 습진의 범주에 속해 있으며 동전모양습진(화폐상습진), 지루피부염 등의 피부질환도 습진의 범주로 본다. 습진의 모양이나 유두습진, 사타구니 습진 등 발생 부위에 따라 이름이 붙여지기도 한다.

여름철엔 유독 습하고 덥기 때문에 여러 문제점이 자주 발생된다. 기온이 높고 습기가 많기에 곰팡이가 유독 더 생긴다든지 다른 계절에 비해 곳곳이 빨리 더러워지고 오염된다는 것이 느껴지고 악취도 심해진다. 이런 생활환경은 우리 몸에도 많은 영향을 끼치게 되는데 대표적인게 바로 사타구니 습진이다. 피부가 접히고 습기와 땀이 잘 발생되는 부위에는 세균이 증식되기에 좋은 환경이 된다. 하지만 땀이 찬다고 해서 모든 사람이 다 걸리는 건 아니다. 우리 몸의 신체에 면역력이 약해져 있는 경우 곰팡이균이 더욱 쉽게 증식하게 되고 진균이 파급되어 생기게 된다.

습진의 발병 원인은 외인성 내인성으로 나누어 볼 수도 있는데 외인성은 우리가 쉽게 알고 있는 접촉성 피부염(알레르기 등)이 있고 내인성은 아토피 피부염이 있다. 하지만 외인성으로 발생하는 습진이어도 몸의 면역기능이 무너져 외부 자극에 더 민감하게 반응하여 발생하는 경우도 많아 진단을 통해 내부적인 치료도 함께 받는 것이 중요하다. 체내 면역기능의 균형이 맞지 않아 피부 면역력이 저하되면 스트레스, 피로감, 접촉물 등 외부적으로 오는 자극에 쉽게 영향을 받아 피부질환이 더 발생하기 쉬운 것이다.

# 습진의 분류

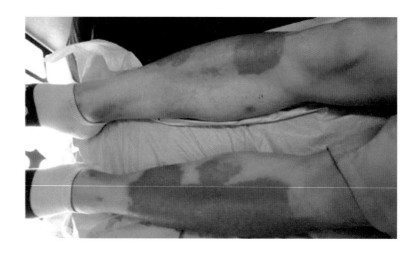

습진이란 여러 가지 자극물로 인하여 피부에 일어나는 염증으로 주로 벌겋게 붓거나 우툴두툴하게 부르트고, 물집이나 딱지가 생기거나 피부가 꺼칠해지는 것과 같은 여러 가지 증상이 나타나며 가려움을 동반하는 증상을 말한다. 현대인들이 가장 많이 앓고 있는 피부질환 중 가장 폭넓게 나타나는 것이 습진이다. 그래서 우리는 습진으로 고생하고 있는 분들을 매우 흔하게 보게 된다. 특히 물을 많이 사용할 수밖에 없는 주부들에게서 흔히 나타나는 피부염 중에 하나이다.

다양한 증세가 나타는 것이 습진이라 생기는 원인과 그 종류는 더욱 많다. 지금부터 습진의 원인과 그 종류에는 어떤 것들이 있는지 알아보고자 한다.

## 급성습진

환부가 빨개지고 좁쌀 크기만한 구진丘疹과 작은 수포水疱가 생기며 가렵다. 수포는 그대로 건조해져서 비늘이 되어 떨어지는 경우도 있다. 또 내용물이 혼탁하여 농포膿疱가 생기거나 터져서 진득진득해지거나, 새어 나온 림프액이나 혈액 또는 고름이 말라붙어 딱지가 되기도 한다. 딱지가 떨어지고 나면 얼마 동안은 자국이 남는다. 이러한 병변은 동시에 나타나는 수가 많다.

## 만성습진

습진이 오래되거나 같은 곳에 여러 번 반복되면, 환부의 피부는 딱딱해지고 표면은 꺼칠꺼칠해진다. 흔히 건강한 피부보다 검푸르게 보이는데, 때로는 오히려 맑게 보이는 수도 있다. 또 그 병변 부위에 급성습진과 비슷한 변화를 반복하면서 재발하는 것이 상례며 몹시 가렵다.

## 소아습진

5세 이하 어린아이들에게 습진이 많기 때문에, 이것을 특히 소아습진이라고 한다. 증세에 따라 아토피성 피부염에 속하는 유유아안면두부급성습진乳幼兒顔面頭部急性濕疹·소아건조성습진小兒乾燥性濕疹·유소아굴측성태선화습진幼少兒屈側性苔癬化濕疹 등으로 구별한다. 유유아안면두부급성습진은 볼과 이마에 빨간 구진이 생기는 것으로써, 이것이 더 진행되면 노란 딱지가 생긴다. 머리에 황백색의 비늘 모양의 딱지가 생기면서 안면에까지 번지는 수가 있다. 소아건조성습진은 주로 몸통에 생기는데, 피부는 건조하여 흰 가루를 뿌린 것처럼 보이면서 꺼칠꺼칠하며 가렵다. 특히 가을에서 겨울에 걸쳐 악화된다. 유소아굴측성태선화습진은 팔꿈치나 무릎의 뒤쪽에 생기며, 만성습진의 변화가 계속되어 몹시 가렵다.

## 간찰성습진間擦性濕疹

유유아와 비만자에게 많다. 귀의 뒤쪽, 목덜미, 하복부, 엉덩이 사이와 같이 2개의 피부가 서로 맞닿는 곳에 생긴다.

## 화폐성습진貨幣性濕疹

신체의 군데군데에 둥근 습진 병변을 일으킨다. 대부분 진물이 동반되는 경우가 많다. 진물이 발생하면 거의 대부분 그 위에 노란 딱지가 앉고 가피를 형성한다. 진물이 동반될 때는 대부분 다른 부위에서도 작게 습진 증상이 생기게 된다.

## 변지형습진胼胝型濕疹

피부가 국한성으로 두껍고 딱딱해진다.

## 균열성습진龜裂性濕疹

귀의 뒤, 유방, 손바닥, 발뒤꿈치의 피부가 갈라진다.

## 한진성습진汗疹性濕疹

땀띠 등을 말한다.

# 주부습진

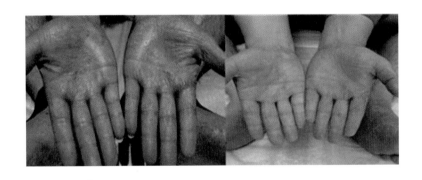

　피부는 몸의 표면을 덮고 있는 조직으로 우리가 직접 눈으로 보고, 또 만질 수 있는 기관이다. 우리의 몸을 보호해주는 피부는 인체에서 여러 가지 역할을 맡고 있다. 먼저 피부는 우리의 몸속으로 물이 침투하는 것을 막고, 체온을 조절하는 데도 도움을 준다. 또 수분과 전해질이 외부로 유출되는 것을 방지하는 것도 피부가 하는 일 중 하나이다.

　피부염은 이러한 피부에 생긴 염증을 말한다. 보통 피부염은 습진과 같은 의미로 쓰이는데 그 종류는 아토피성 피부염, 접촉성 피부염, 지루성 피부염 등으로 나눌 수 있다.

'주부습진Housewife's Eczema'은 우리가 주변에서 어렵지 않게 찾을 수 있는 피부염으로 손이 물이나 세제, 비누 등에 오랫동안 자주 닿았을 때 흔히 발생한다. 그리고 때로 알레르기 접촉 피부염이 같이 있으면 향료나 니켈, 고무 제품 등의 접촉도 원인이 될 가능성이 있다. 덧붙여 주부습진은 아토피성 피부염 병력이 있는 사람에게 잘 생기는 경향이 있다.

주부습진이라는 이름은 주부에게서 잘 나타난다는 것에서 유래했다. 실제로 주부습진은 일반적으로 집안일을 많이 하는 주부들에게서 자주 발견된다. 하지만 주부습진은 주부가 아니라더라도 누구나 겪을 수 있다. 특히 주부습진은 알코올 소독을 하거나 손을 씻을 일이 많은 의료인에게도 발병할 가능성이 크다. 또 종이를 만지고 손을 수시로 닦는 사무직 근로자 역시 발병 위험이 높다.

주부습진의 흔한 증상 중 하나는 손가락 끝의 피부가 얇아지는 것이다. 그리고 붉은 반점이 생기고 각질층이 벗겨지기도 한다. 더불어 가려움증을 느낄 수 있고, 때에 따라 붓기도 하며 잔물집이나 진물이 함께 나타날 수도 있다.

문제는 주부습진이 더 진행되면 피부가 갈라지고 피가 나올 수도 있다. 특히 심하면 손목이나 손등으로까지 번질 위험이 있다. 또한, 주부습진은 손가락이 손바닥보다 심한 경우가 많다.

주부습진이 생겼다면 손을 자주 닦는 것은 삼가야 한다. 특히 손을 닦을 때는 뜨거운 물은 피하고 미지근한 물을 사용하는 게 좋다. 더

붙어 과일이나 야채, 생고기 등을 직접 만지지 않도록 주의가 필요하다. 습진을 더 나빠지게 만들 위험이 있기 때문이다. 덧붙여 날씨가 추울 때는 장갑을 껴서 손을 보호하는 것도 도움이 된다.

치료를 위해서는 연고의 도움을 받아도 좋다. 주부습진 치료는 초기에는 보습제만으로도 확실히 호전된다. 한번 듬뿍 바르고 자면 그 다음날엔 거의 가라앉는다. 하지만 약을 거르기라도 하면 약에 대한 의존도가 높아지는 경향이 있다. 누구에게는 이어폰 같은, 또 누구에게는 립스틱 같은, 가방에 없어선 안 되는 외출 필수템이 될 수도 있다.

하지만 이 약은 그저 임시방편일 뿐, 습진의 뿌리를 뽑으려면 한의원으로 향하는 게 좋다. 주부습진 치료는 한약과 약침 치료, 침 치료 등 한방 치료로도 가능하다. 한약치료는 체질 개선을 통해 피부의 면역력과 재생력을 높여 근본적인 치료를 추구한다. 약침 치료는 피부 재생에 도움이 되는 한약재에서 추출한 약액을 환부에 직접 투여해 치료 효과를 높여준다.

습진 치료보다 중요한 것은 주부습진을 예방하는 것이다. 주부 습진을 예방하고 싶다면 손이 물과 세제에 닿는 횟수를 줄일 필요가 있다. 또 손에 물이 닿은 후에는 꼭 물기를 완전히 말려줘야 한다. 그리고 설거지를 할 때 고무장갑을 착용하는 것도 좋은 방법이다. 이때 고무장갑만 사용하는 것보다는 먼저 면장갑을 끼고 고무장갑을 착용하면 더 좋다. 이외에도 주부습진을 예방하기 위해서는 핸드 크림이나 보습제를 손에 틈틈이 발라주는 것도 도움이 된다.

# 유두습진

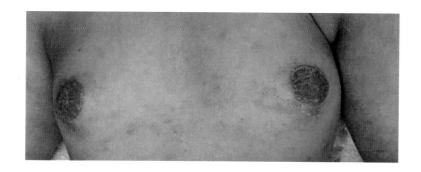

유두습진이란 말 그대로 유두 및 주변 부분에 발생하는 습진이다. 대부분의 습진 질환들과 마찬가지로 원인은 아직 불명확하다고 알려져 있으나 실제로 임상에서 진료해보면 아토피나 습진이 있었거나 현재에도 있는 경우에서 발병하는 경향이 많고 또한 가족 중에 유사한 증상이 있었던 경우에서 종종 발생하며 심리적으로 스트레스를 받은 경우에 증상이 시작되는 것을 흔히 볼 수 있다. 또한, 수유 중인 산모들에게도 종종 발생하게 되므로 종합해 본다면 피부가 약한 사람들에게서 주로 발생하며 스트레스나 수유 등으로 인한 직간접적인 원인으로 인하여 증상이 시작된다고 볼 수 있다.

초기에는 보통 가려움으로 시작되면서 붉어지는 전형적인 습진의 형태로 발생하는데 유두나 유륜부 주위에서 주로 발생한다. 점차적으로 가려워서 긁기 시작한다면 피부층의 손상이 발생하면서 균열이나 각질, 진물 등의 증상이 동반되게 되고 지속적으로 계속 긁게 된다면 유두나 유륜부의 피부가 두꺼워지면서 색소침착이 남게 되며 유두나 유륜부의 형태가 변형된다.

유두습진이 발생했을 때 무작정 스테로이드 연고제 등을 바르는 분들이 많다. 그러나 이는 초반에는 효능을 볼 수 있어도, 결국 사용을 중지하면 그대로 재발되는 경우가 많다. 또 이를 오래 사용하다 보면 각종 부작용이 야기될 가능성도 커지기 때문에 각별히 조심해야 한다.

보통 유두습진은 유전이나 환경, 면역적 요소 등 여러 이유에 의해 발생하지만 가장 본질적인 원인은 내부 장기 부조화나 면역 불균형이 원인이다. 이에 따라 전반적인 면역력이 떨어지며 병변의 발생률도 높아진다. 특히 수유기의 여성들, 소화기가 약한 분들이 자주 걸린다. 증세가 나타날 수 있는 원인이 다양하기 때문에 내부 및 외부 요소를 면밀히 알고 본질적인 원인을 해소하는 것이 중요하다.

한방에서는 피부에 관한 질환이라 할지라도 발생 원인은 내부 장기 부조화나 체질적인 문제라고 본다. 내부의 불균형이나 피부 외적인 자극, 순환 문제가 함께 작용하며 발생하는 것이기 때문에 내 외부의 치료가 함께 이루어져야 한다.

특히 유방은 면역계에서 매우 주요한 역할을 맡고 있는 림프와 가까이 있어, 이 부근에 병변이 생겼다면 면역 문제가 발생했을 가능성이 매우 높다. 그래서 체질이나 증상에 대해 제대로 알고, 그에 맞춘 처방을 받아 면역력을 회복하고 재생력을 높혀갈 필요가 있다. 또 환부의 열을 제거하고, 간지러움을 완화하는 것이 좋다.

우리나라 여성들의 경우 보수적인 문화의 영향으로 브래지어를 하루 종일 착용함으로써 증상이 심해지는 결과를 낳기도 한다. 브래지어의 지속적인 가슴 압박으로 인해 가슴 주위의 혈액이나 체액의 순환에 방해가 되어 혈류 흐름이 정상보다 훨씬 더 떨어지게 되어 각종 염증성 질환 등이 쉽게 발생하고 잘 호전되지 않게 된다. 따라서 아토피가 있었던 여자 환자들의 경우에 다른 부위는 다 좋아졌는데 가슴 부위만 증상이 남아 있는 경우를 많이 볼 수 있는데, 이럴 때는 항상 집에서는 브래지어를 풀어놓고 지낼 필요가 있다. 아울러 수면 시에도 역시 풀어놓고 자는 습관을 들이는 것이 좋다.

브래지어의 착용을 최대한 피하고 가려움을 진정시키는 게 좋다. 유두 습진은 피부 자체의 염증이므로 한약을 통하여 해당 부분의 염증을 억제시키면서 가려움증을 진정시키는 한약 및 약침, 침치료, 광선치료, 한약팩 치료 등이 효과적이다.

해당 부위가 가슴이면서 항상 속옷으로 마찰이 반복적으로 일어나는 부위다 보니 마찰을 줄이기 위해서 해당 환부 위쪽으로 깨끗한 거즈 등을 덮어놓고 생활하면 마찰로 인한 가려움증이나 염증 악화를 방지할 수 있게 되고 게다가 진물이 나는 경우엔 진물까지 흡수할 수 있도록 도와주게 된다.

또한 평소에 긁지 않는 습관을 가지도록 연습하는 것이 중요하다. 증상이 좋아지고 난 이후, 가려움이 없는데도 불구하고 습관적으로 긁어서 증상을 악화시키는 경우를 종종 보게 된다. 따라서 평소에 외용제 등을 자주 사용하면서 최대한 긁지 않도록 해준다면 빠른 호전을 기대해 볼 수 있다.

# 사타구니 습진

무더운 여름철엔 유독 습하고 더우므로 여러 문제점이 자주 발생한다. 곰팡이가 유독 더 생긴다든지 다른 계절에 비해 곳곳이 빨리 더러워지고 오염된다는 것이 느껴지고 악취도 심해진다.

그런데 이런 생활환경뿐만 아니라, 우리 몸에도 건강적으로 많은 영향을 끼치게 되는데 대표적인 게 바로 사타구니 습진이다.

정확하게는 피부가 접히고 습기와 땀이 잘 발생되는 부위에는 세균이 증식되기에 좋은 환경이 된다.

사타구니 습진의 원인을 정확하게 본다면 피부에 진균에 의한 감염으로 발생된다. 주로 성인 남성들에게 흔히 발생되는 것으로 알려져 있으나, 최근에는 스키니진이나 꽉 끼는 옷들이 유행을 타면서 여성분에게서도 발생률이 증가하고 있는 추세이다.

하지만 땀이 찬다고 해서 모든 사람이 다 사타구니 습진에 걸리는 건 아니다.

사타구니 부위는 우리가 오래 앉으면 굉장히 땀이 많이 차는 부위

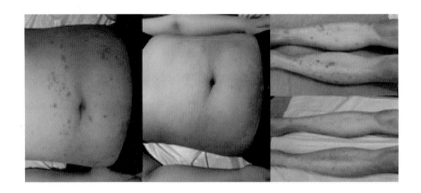

라는 걸 모두 다 알고 있다. 이때 우리 몸의 신체에 면역력이 약해져 있는 경우 곰팡이 균이 더욱 쉽게 증식하게 되고 진균이 파급되어 생기게 된다.

여름에 흔히 발생될 수밖에 없고 초기 경증의 경우 악화와 호전을 반복하기도 하지만, 증상을 그냥 방치하게 되면 이것이 만성화되고 악화되면서 여름철뿐만 아니라 건조한 다른 계절에서도 증상이 악화될 수 있다.

우리 피부에는 다양한 질환들이 있는데, 뚜렷하게 발생한다고 하더라도 일반인들은 다른 질환으로 착각하시는 경우가 많다.

대표적인 예가 지루성 피부염, 건선이 있다. 그래서 사타구니 습진의 대표적인 증상들을 살펴보면서 내가 정말 습진인지 정확하게 살펴보는 것이 중요하다.

모공각화증은 경계가 분명한 바퀴 모양 혹은 반월형의 홍갈색 인설(하늘)성 반이 발생된다. 경계 부위는 소수포, 구진, 농포로 이루어지는 반면, 변병의 중앙부는 인설과 색소침착이 발생하게 된다. 환부가 점점 다른 부위로 넓어지면서 회음부나 항문 주위, 심하면 허벅지까지 퍼질 수 있으므로 병변이 작을 때 병원을 찾는 것이 고통을 빨리 덜 수 있다.

이 질환이 고통스러운 이유는 단순히 이상 병변만이 나타나는 것뿐 아니라 일반적으로 심한 가려움증을 동반하는 것이 대부분인지라 많은 분이 힘들어하는 질환이다.

여름철, 열대야로 인해 잠을 못 이루시는 분들이 많은데 여기에 습진까지 겹친다면 가려워서 잠을 설치게 되어 이로 인한 수면 부족으로 다음날 컨디션이 떨어지게 되고 이를 반복하다 보면 몸의 면역력은 점점 떨어지게 되고 증상은 더욱 나빠질 수밖에 없는 환경을 조성하게 된다.

평소에 꽉 끼는 바지를 자주 입는다면, 거기다가 살이 좀 찌고 나면 원래 입던 바지가 불편해지고, 걸으면서 허벅지 안쪽이 쓸리고, 땀이 조금이라도 더 많이 나면서 사타구니 습진이 생겼다는 환자들이 많다.

다른 곳에 습진이 생긴다면 당연히 병원에 가서 치료받긴 하겠지만, 꽤 민감한 부위라 치료를 미루는 경우가 많다. 더군다나 환자가 여자라면 더욱 병원에 가기가 꺼려지고, 계속 미루다 보면 생소침착까지 이어지는 경우가 많다. 하지만 피부과에 가지 않고, 계속해서 꽉 끼는 바지만 고집하다 보면 조금씩 습진 증상은 더욱 심해질 수 있다.

병원에 가기가 정말 꺼려진다면 일단 집에 오면 편한 바지로 갈아입어서 조금이나마 통풍을 시켜주는 것이 좋다. 하지만 사타구니 땀띠나 습진이 생긴 초기에 관리를 제대로 해줬더라면 이런 방법으로도 효과를 볼 수 있겠지만, 대부분은 안일하게 생각해서 증상은 더욱 악화되고 가려움증, 얼룩, 심지어는 진물까지 발생할 수 있다.

진물이 나면서 피까지 나다 보면 가려워도 긁지 못한 채 괴로워하게 된다. 이때부터 대부분 습진에 좋다는 연고를 바르게 되는데 일부 호전되는 경우도 있지만 대부분은 실패하게 된다.

사타구니 습진은 남성 여성 모두에게 있어 매우 빈번하게 발생하는데 대한질병 통계에 의하면 남성의 73%, 여성의 59%가 사타구니 습진으로 고통받거나 경험했다고 한다.

사타구니 습진의 고통 중 가장 큰 것은 가려움과 따가움 등으로 인한 불면 및 집중력 저하 현상이다. 피부 진물과 색소침착으로 인한 정신적 스트레스 또한 만만치가 않았다. 사타구니 습진은 이후 질염, 방광염, 자궁염 등으로 발전할 수가 있다.

사타구니 습진에 대한 정확한 처방은 현대의학에서는 거의 없다고 해도 과언은 아니다. 한방에서는 면역치료와 외용치료 그리고 환경치료를 순차적으로 한다.

가장 먼저 해야 할 것은 정확한 진단을 하는 것이 중요하다. 정확한 진단은 양방이건 한방이건 가장 필수적인 요소이다. 정확한 진단

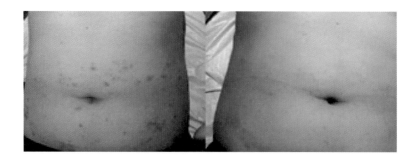

을 해야만 정확한 처방을 기대할 수 있기 때문이다. 하늘토한의원에서는 진맥, 문진, 설진, 복진 등의 꼼꼼한 과정을 통해 애매모호한 피부질환의 구체적인 발병원을 찾으며, RGB 색상을 이용하여 염증의 정도를 수치화함으로써 현재의 피부 상태를 자세하게 살피고 치료방을 정한다. 이를 통해 치료의 이해와 만족도, 신뢰도를 높이게 된다.

다음으로 면역회복 치료를 한다. 저하된 인체 기능 및 순환을 개선시켜 내부적인 불균을 해소하면 면역 시스템이 정상화되어 곰팡이가 살 수 없는 환경을 조성하게 된다.

박멸치료, 재생치료, 외용치료를 통하여 증상을 컨트롤하고 새로운 방어막을 촘촘하게 구축하면 피부 면역세포의 활동이 증진되어 흐트러진 피부 리듬이 되살아나게 된다.

면연회복 치료를 통해서 습진을 제거하고 건강한 피부를 얻게 된다면, 재발 방지를 위한 습관을 개선하도록 유도한다. 식사와 생활 습관을 개선하고 스트레스를 스스로 컨트롤할 수 있도록 도와준다.

### 사타구니 습진은 누구에게 발생하나?

직업적으로 오래 앉아 있거나 몸에 딱 들러붙는 옷을 입어 순환이 잘 되지 않는 사람, 체중이 불어 살이 맞닿는 사람, 혹은 손발톱의 무좀균을 가진 사람이 잘 나타난다.

### 사타구니 습진은 왜 가려운가?

면역교란으로 피부장벽이 무너져 있는 상태에서 고온다습한 부위에 곰팡이 균이 자리를 잡아 가려움 증상을 증폭시키기 때문이다.

## 사타구니 습진은 성병과 관련이 있는가?

사타구니 습진과 성병은 아무 관계가 없다. 그러나 구진, 인설, 착색 등의 증상이 타인으로 하여금 불쾌감이나 혐오감을 들게 할 수는 있다.

## 사타구니 습진은 전염이 되는가?

질환 자체의 전염성은 없으나 때때로 과증식한 곰팡이에 의해 주변 가족들에게 전이 될 수도 있으므로 수건 사용이나 속옷 빨래 등은 따로 하는 것이 좋다.

# 한포진

    손바닥이나 발바닥에서 주로 발생하는 피부질환으로 비정상적으로 많은 땀을 흘리는 질환인 다한증 환자에게서 쉽게 보이고 있으며 스트레스와 매우 밀접한 관련이 있다. 수포 여러 개가 모여 생기는 것이 특징으로 간지럽고 손발의 피부가 벗겨진다.

    주로 날씨가 추운 시기에 손바닥이나 손등, 손가락 등에 가려움을 동반한 물집이 생기는 증상을 마주할 수 있는데 이럴 때는 한포진을 의심할 수 있다.

    손바닥 한포진, 손가락 한포진, 발가락 한포진 등 손과 발이라는 한정된 부위에 발생하는 한포진은 표피 내 가려움을 동반하고 수포를 형성하는 습진성 피부질환으로 발생 초기에는 투명하고 작은 물집으로 나타나지만, 점점 물집들이 합쳐지며 크기가 커지고 퍼지게 된다. 겨울철에는 피부가 건조해지면서 균열이나 통증까지 유발할 수 있어 각별한 주의가 필요하다.

    한포진은 여름형은 여름형대로, 겨울형은 겨울형대로 해당 계절의 특성까지 파악한 진단이 중요하며, 이를 바탕으로 개인마다의 체질적 특성까지 진단이 되어야 올바르게 치료될 수 있다.

짓무름과 염증이 심한 여름형 한포진과 달리 가을부터 빈발하는 겨울형 한포진은 물집과 가려움을 물론이고, 두껍고 딱딱한 각질이 더 심해지고, 건조한 계절적 특성에 제대로 대응하지 못해 한포진 피부의 수분 함유가 더욱 떨어지고, 이로 인해 2차적으로 더욱 염증이 심해지는 특징을 가지고 있다,

쿼드 더블 진단을 비롯한 심층 다각 진단 시스템을 활용해 한포진 환자의 상태나 생활방식에 대한 확인뿐 아니라 치료 예후豫後까지 객관적으로 판단할 수 있어 그에 어울리는 치료 프로그램을 개별적으로 맞춤 처방하는 것이 가능하다.

이를 바탕으로 한약 치료, 침 치료, 광선 치료 등 각종 외용치료를 필요도에 따라 조정해나가면서 면역안정, 증상완화, 피부재생 등의 종합적인 효과로 한포진을 치료하고 체질까지 건강하게 변화시킬 수 있다.

한포진은 지속적인 피부 자극이나 스트레스, 과로, 불규칙한 식습관 등으로 신체 순환에 장애가 생겨 면역력이 교란되어 발병하는 피부질환으로, 초기에 신속하게 대응하지 않으면 만성으로 재발하며 오랜 시간 괴로울 수 있다.

주로 발생하는 부위가 손과 발이기 때문에 잦은 자극이나 마찰이 있을 수 있어 일상에서의 관리도 중요하다. 한포진 전용 연고와 미스트 등을 자주 발라주고 장갑 형태의 전용 손팩 등 피부 상태에 맞는 외용제를 사용하면 보다 효과적인 치료에 도움을 줄 수 있다.

# 다한증

조금만 긴장하게 되면 손에 땀이 나서 책이 젖거나, 매운 것을 먹을 때 다른 사람들은 아무렇지도 않은데 혼자서 땀을 흘리거나 운동을 할 때 그야말로 땀이 비 오듯 한다면 다한증을 의심해 볼 수 있다.

땀이란 것은 체온을 조절하기 위해 피부 밖으로 수분을 배출하는 것이다. 매우 정상적인 생리 현상이다.

대부분의 동물은 땀을 흘리는데 거의 땀을 흘리지 않는 동물은 돼지, 개 등을 들 수 있다. 땀을 흘리지 않는 동물이 개라고 해서 보양식으로 개를 먹는다는 속설이 있을 정도이다. 이들은 땀샘이 퇴화되었기 때문이다. 개는 땀을 흘려 체온을 낮출 수 없으니 입을 벌려 공기를 체내로 흡수하여 체온을 조절한다.

이처럼 땀은 체온 조절에 있어 매우 중요한 것이다. 그런데 비정상적으로 땀을 많이 흘린다면 그것은 생리적인 현상과는 거리가 먼 것이다.

땀을 나게 하는 자극에 뇌에서 과도하게 반응하고 이에 따라 자율신경계의 교감신경이 지나치게 흥분하여 땀이 나는 정도가 지나치게 심한 것이 다한증인데 초기에는 긴장하거나 덥거나 매운 것을 먹으면 땀이 다른 사람보다 좀 더 나는 정도지만, 시간이 지나서 자율신경계 균형이 깨진 상태가 오래되어 땀샘 조절 능력이 없어지면 긴장하거나 매운 것을 먹어도 땀이 줄줄 흐르고 조절이 되지 않게 되고, 더 심해지면 조금만 긴장해도, 매운 것을 보기만 해도 머리에서부터 땀이 줄줄 흐르게 된다.

비정상적으로 땀이 많이 나는 다한증의 발생 과정을 분석해보면 생리적 땀이 나는 양상과 큰 차이가 없음을 알 수 있다. 다한증은 스트레스와 땀을 내는 자극에 뇌에서 과도하게 반응하고, 이에 따라 자율신경계의 교감신경이 지나치게 흥분하여 땀이 나는 정도가 심한 상태이다.

한의학에서는 생리적 땀과 병리적 땀인 다한증의 양상을 비교하고, 그 연관성을 생태병리학적 관점에서 다한증의 유형을 분류하고 각각의 유형에 따라 한약을 처방하고 자율신경계의 균형을 회복시키는 데 역점을 둔다.

손, 발에서 주로 발생하는 증상을 소족다한증이라고 하는데, 이런 환자 중에서는 손과 발에 다한증이 함께 나타나는 경우가 90% 이상으로 대부분이다. 이들 중에는 손에 나타나는 땀을 더 고통스러워하는 경향이 많다. 손에 땀이 심해서 노트가 젖고, 시험 볼 때는 답안지가 축축해지는 수험생도 있고, 서류작성을 많이 하는 분은 업무에 심각한 곤란을 겪는 경우도 있다.

머리, 얼굴 다한증 환자 중에도 머리와 얼굴에 땀이 동시에 나는 경우가 많다. 이들 중 일부는 안면홍조를 겸해서 나타나는 경우도 있다. 공기가 덥거나 조금만 맵고 따뜻한 음식을 먹으면 땀이 줄줄 흘러서 대인관계에 곤란을 겪게 된다. 이들 중 일부는 냄새를 맡거나, 붉은 색깔 음식만 봐도 땀을 내는 경우도 있다. 특히 여성의 경우에는 화장할 때 얼굴에 땀이 나서 엄청난 고통을 겪게 된다.

한의학에서는 체질적 특성과 생태병리학적 발생 특성에 따라 다한증을 네 가지 유형으로 분류한다.

첫 번째로 체질적으로 열이 많은 사람에게서 나타나는 열성 체질형 다한증이다.

두 번째로 원기가 허하고 몸이 냉한 사람에게서 나타나는 허냉형 다한증이 있다.

세 번째로 예민하고 불안한 성격의 사람에게서 나타는 심담허겁형 다한증이 있다.

마지막으로 신경질이나 짜증이 많거나, 성격이 급한 사람에게서 나타나는 간기울결형 다한증이 있다.

한의학에서는 각각의 분류에 따라 각기 다른 유형의 한약을 처방하여 치료하는데 이를 자율신경조절요법이라고 한다. 이는 뇌와 교감신경을 안정시키고 자율신경계의 균형을 회복시켜 땀샘 조절능력을 회복시키는 것이다.

위에서 알아본 네 가지 유형에 대해서 한의학에서는 다음과 같은 치료를 하는데 간단하게 알아보면 다음과 같다.

### 열성 체질형 다한증

체질적으로 열이 많은 사람들은 속열을 풀고 더운 몸을 식히기 위해 땀이 나게 마련이다. 땀 분비가 많은 상태가 지속되고 교감신경이 흥분된 상태가 지속되면 어느 시기부터 땀샘 조절 기능이 상실되어 다한증이 발생한다. 이들 환자들은 손발 다한증, 얼굴 다한증, 전신 다한증 형태로 나타난다. 이들에게는 간과 위의 열을 식혀 교감신경의 흥분을 안정시키고 자율신경계의 균형을 회복시키면서 땀샘 조절 능력을 회복시키기 위한 치료를 하게 된다.

### 허냉형 다한증

체질적으로 원기가 허하고 몸이 냉한 사람에게서 나타나며 손발 혹은 전신에 나타난다. 일상생활 중에도 과로하거나 체력이 떨어지면 식은땀이 나고 조금만 무리해도 땀이 줄줄 흘리게 되는데 이는 원기가 허해져서 몸에서 진액(수분)을 간직하지 못하여 지나치게 땀이 많이 난다. 이런 다한증은 우리 몸이 마땅히 간직해야 할 수분과 정기가 밖으로 새나가는 것으로 이해해도 된다. 외출하고 활동하면 금방 지치고 쉽게 피로하며 추위를 많이 타고 따뜻한 것을 좋아하는 경향이 있다. 이들에게는 폐肺와 비장脾臟의 기운을 보하고 속을 따뜻하게 해 주면서 자율신경계의 균형을 잡아주는 치료를 해야 한다.

### 심담허겁형 다한증과 간기울결형 다한증

일상생활에서 스트레스 긴장으로 신경을 많이 쓸 때 손바닥, 등줄기 이마에서 진땀이 나타나는데, 신경이 예민하거나 불안증, 초조감, 긴장, 압박이 항시 잠재되어 있는 사람에게서 많이 나타난다. 이들에게는 심장과 담膽(쓸개)의 기운을 강화하는 치료를 해야 한다.

   손에서 땀이 줄줄 나고 누군가의 손을 잡기도 부담스럽다면 다한증을 의심해보고 한의원을 찾아 치료해 보는 것이 좋다.

# 건선, 누구나 생길 수 있다

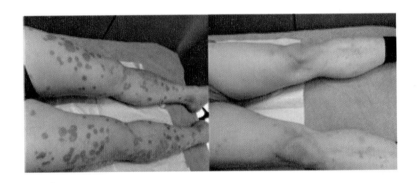

건선은 붉은 반점 및 비늘과 같은 흰색 표피를 동반하며, 악화와 호전을 반복하는 난치성 질환이다. 국내에서도 건선 환자 수는 지속적으로 증가하고 있는데, 아토피 피부염 등 다른 질환으로 잘 못 알고 있는 환자까지 고려하면 4% 이상일 것으로 추산된다.

전문가들에 따르면 건선 피부염은 두피에서부터 손발톱까지 전신에 걸쳐 나타날 수 있으며, 환자에 따라 가려움이나 농포 등 다양한 증상을 동반할 수 있다. 특히 유병 기간이 오래될수록 증상이 심해지고 관절염 등 합병증이 발생할 가능성이 높아 조기 치료가 권장된다.

건선은 모든 연령대에 걸쳐 발병할 수 있으므로 주의해야 한다. 특히 건선은 단순한 피부질환이 아니라 자가 면역체계의 교란 현상에 의해 발생하는 전신 질환의 성격이 있기 때문에 꾸준히 체력과 면역력을 관리하는 것이 건선 증상의 예방과 치료에 도움이 된다.

한의원 연구 성과에 의하면 만성 피로나 체력 저하 증상을 호소하는 환자에게 면역력을 강화시키는 한약을 투약한 결과 피부 건선이 호전됐다.

'기허氣虛' 증상을 동반한 건선 환자에게 면역력 증진 및 면역체계 개선을 위한 한약 투약과 생활 교정을 진행하면 건선 피부염이 눈에 띄게 호전된다. 기허氣虛 증상이란 쉽게 말해 체력 및 면역력 저하 현상을 말한다. 구체적으로는 만성적으로 피로감을 느끼거나 감기 등 감염성 질환에 자주 걸리고, 상처가 생기면 잘 아물지 않는 등 피부와 몸 전체의 회복력이 현저하게 저하된 상태를 말한다. 건선으로 한의원을 찾은 환자 중 적지 않은 수가 과로 이후에 피부 건선이 생기기 전이나 증상이 심하게 악화되면서 피로감이 심하다고 호소한다.

따라서 건선 피부염의 치료를 돕고 악화를 예방하기 위해서는 평소 체력 관리를 통해 면역력을 유지하는 것이 중요하다. 건선 증상을 악화시킬 수 있는 요인들로 음주, 흡연, 과도한 스트레스, 수면 부족 등이 있는데 이들 요인을 적절히 관리하면 매우 효과적이다.

그러기 위해서는 평소 건강한 생활 관리를 통해 피부와 몸의 회복력을 기르는 것이 좋다. 특히 소아청소년이나 청년층의 경우 편도염이 건선 초기 증상 발생의 가장 중요한 계기 중 하나이므로 평소 건

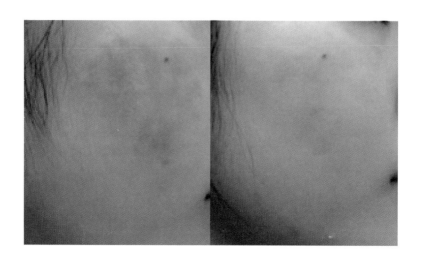

강관리에 유의하는 것이 피부 건선 치료와 예방에 좋은 방법이 된다.

음식으로 건선을 치료하기는 어렵지만, 증상을 악화시키기는 쉽다. 피부 건선으로 인한 환사들의 불편이 크다 보니 건선에 좋다는 음식이나 약재, 보조 식품을 찾는 사람들이 많지만, 특정 음식이나 건강보조제가 건선 치료제나 치료법이 되기는 어렵다. 오히려 이러한 식품들로 인해 악화된 건선을 치료하기 위해 한의원을 찾는 환자가 많다. 그렇기 때문에 건선 치료를 위해 특별한 약재나 식품을 섭취할 필요는 없으며, 건선에 해로운 음식을 가리는 것이 보다 중요하다.

건선이라고 해서 채식만 하거나 단식 등 극단적인 식이관리를 할 필요는 없다. 이는 오히려 체력을 떨어뜨리고 스트레스를 유발해 건선 치료에 해로울 수 있다. 화학 첨가물이 함유된 인스턴트 가공식품과 기름진 튀김, 음주, 흡연을 피하고, 가공하지 않은 신선한 채소와 담백한 살코기를 삶거나 쪄서 골고루 섭취하는 것이 건선 치료에 도움이 되는 방법이라고 할 수 있다.

건선은 환자에 따라 다양한 양상을 보이는 만큼 적절한 치료와 관리도 달라질 수 있다. 술이나 인스턴트 등 건선에 해로운 음식 섭취가 잦은 지, 수면장애나 수면 부족은 없는지, 스트레스가 많은지 등 건선 증상을 악화시키는 주요인을 찾아 적절히 할 필요가 있다. 즉 자신의 전반적인 생활환경에 따라 건선 치료 방법이나 치료제, 관리법도 달라진다.

건선 피부에 도움이 되는 생활관리 방법으로는 가장 기본적인 생활 관리에 유의하는 것이 좋다. 음주와 흡연을 가급적 피하고, 충분한 수면 시간 확보를 위해 노력하며, 운동이나 명상 등 건강한 방법을 통해 스트레스를 적절히 해소하는 것이 좋다. 한때 유행하는 건강보조식품이나 민간요법으로 인기를 모으는 각종 약재를 임의로 사용하는 것은 오히려 건선 피부염을 악화시킬 수 있으므로 사전에 반드시 담당의와 상의하는 것이 좋다.

# 모공각화증

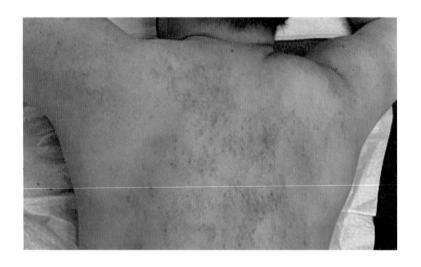

　모공각화증Keratosis pilaris은 모양이 닭살과 비슷해 흔히 닭살 피부라고 불리기도 한다. 모공각화증은 팔, 종아리, 허벅지 등에 있는 모공 입구에 불필요한 각질이 쌓여 오돌토돌해 보이는 증상으로, 청소년과 성인 모두에게서 흔히 볼 수 있다. 가려움증이 동반하기 때문에 본능적으로 긁거나 떼어내려 하게 되는데 이때 염증이 생겨 증상이 심해질 수 있으며, 이로 인해 갈색이나 붉은색의 색소침착을 동반하기도 한다.

우리가 흔히 '닭살 돋는다'라는 표현할 때 닭살은 갑작스런 공포와 같은 감정 변화나 갑작스럽게 추위가 느껴지는 등의 온도 변화, 교감 신경에 의해 순간적으로 털 주위의 조직이 동그랗게 올라오는 현상으로 모공각화증과는 전혀 다르다. 닭살은 자극이 사라지면 정상 피부로 돌아오는데, 닭살과 같이 생긴 것이 어느 한 부위에서 사라지지 않고 계속된다면 모공각화증을 의심해 볼 수 있다.

모공각화증의 원인은 정확하게 밝혀진 바는 없으나 대부분 유전적으로 생겨나며, 아토피가 있다면 쌓인 각질의 두드러짐이 심하게 나타나는 경향이 있다. 두피에서 비듬이 떨어지듯 원래 정상 피부는 일정 주기로 각질이 탈락하고 생성되는데, 각질이 탈락하지 않고 모공 주변에 쌓이게 되면 위와 같은 증상이 나타나는 것이다.

보통 겨울에 쉽게 악화하는데, 건조한 피부가 모공각화증을 악화시키기 때문이다. 하지만 겨울 동안은 길고 두꺼운 옷을 입어 잘 모르고 있다가 옷이 짧아지고 얇아지는 시기에 피부과에 내원하는 경우가 많다.

모공은 털구멍과 땀구멍이 있다. 털구멍으로 기름기가 배출되고 땀구멍으로는 수분이 배출된다. 원활하게 체내 노폐물이 배출되어야만 피부가 건강하지만, 모공이 막혀있으면 피부밑에 노폐물이 쌓이면서 모공각화증이 심해진다.

모공각화증의 대표적인 치료법으론 박피술이 있지만, 박피술이 모공각화증을 완치하지는 못한다. 현대의학에서는 모공각화증에 대한 치료법이 없는 건 아니지만, 콕 집어서 내세울 만한 치료법은 없다고 보는 것이 정설이다. 또한, 치료를 하더라도 각질 탈락이 되지 않는 성질을 갖고 있어 시간이 지나면 다시 생길 수 있기 때문에 모공각화증은 증상 완화를 위해 꾸준한 관리가 필요하다고 본다.

한방에서는 피부에 누적되는 노폐물의 원인을 폐의 역할에서 찾는다. 피부 면역력을 좌우하는 장부인 폐가 약화되어 있기 때문에 체열이 오르고 털구멍과 땀구멍이 약화되었다고 본다.

폐의 면역력뿐만 아니라 피부 호흡의 문제는 혈액 속 산소의 양과도 관계가 깊다. 신선한 산소를 피부에 충분히 공급함으로써 신선한 혈액을 통해 피열을 내리고 피부 호흡을 원활히 하는 면역치료를 통해 피부에 누적된 노폐물을 배출시켜 모공각화증의 근본적인 내부의 원인을 해결하여 매끈한 피부로 깨끗하고 자신있는 모습을 되찾을 수 있도록 도와준다.

모공각화증이 있는 환자들을 상담해보면 때를 미는 목욕을 즐기는 경우가 많은데, 모공각화증은 각질이 쌓여 생긴 것이므로 때수건으로 각질을 벗겨내는 것이 도움이 될 수 있다고 생각할 수 있으나, 때 미는 목욕법으로 인해 외부 박테리아, 먼지 등을 차단하는 피부장벽의 기능이 깨질 수도 있다.

또한, 때를 미는 자극에 대한 모피 지선의 반응으로 증상이 더욱 심해질 수 있으며, 염증이 생겨 색소침착이 되기 쉽다. 아무리 때를 민다고 해도 모공각화증 피부가 정상 피부로 돌아오는 것은 아니므로 과도한 물리적 자극은 삼가는 것이 좋다. 몸은 가볍게 씻고 물기가 약간 남아 있는 상태에서 바디로션을 발라 각질층에 촉촉하게 스며들게 하는 식으로, 계속해서 보습을 유지해주는 것이 가장 좋은 방법이다.

# 자가면역 피부질환

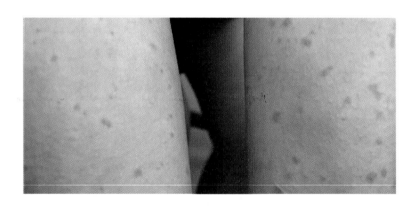

갑자기 팔다리 피부에 돋아나는 붉은 반점을 발견하게 된다면, 큰
병이 아닐까? 또는 알레르기인가 하면서 불안감에 휩싸일 수가 있
다. 원인 없이 갑자기 시작되었다면 면역 체계의 이상에 의한 자가면
역질환이 아닌지 의심해 볼 필요가 있다.

자가면역이란 자신을 보호해야 할 면역계가 스스로를 외부 세균,
바이러스 같은 공격의 대상으로 잘못 인식하여 자신의 신체 곳곳에

염증과 같은 이상 반응을 일으키는 현상을 말하는데 대표적인 자가면역질환 종류로는 베체트병, 혈관염, 루푸스병, 대상포진 등이 있다. 대표적인 증상으로는 팔다리 피부에 붉은 반점을 유발하며, 손가락이나 발가락과 같은 관절 통증도 일으키게 된다. 온몸에 염증 증세로 인한 고름, 홍반, 궤양 등이 생기기도 한다.

이들은 모두 같은 원인으로 발병하지만, 신체의 어떤 부위에 어떤 증상으로 나타나느냐에 따라서 질환의 이름 및 치료 방법이 달라진다. 다양한 자가면역질환 중에서도 피부의 붉은 반점을 일으키는 자가면역 피부질환의 종류와 증상에 대해 알아보고자 한다.

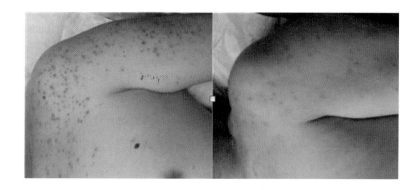

## 혈관염

가장 대표적인 자가면역 피부질환으로는 혈관염을 들 수 있다. 혈관 벽에 염증이 생겨 발생하는 질환으로 두드러기처럼 전체적으로 퍼지지만 가렵지 않다는 점에서 알레르기 증상과 차별적인 자가면역 증상을 볼 수 있다. 또한 감기 뒤에 찾아오는 경우가 많으니 주의해야 하며, 팔다리뿐만 아니라 피부 전역에서 나타나는 질환이다.

### 루푸스병

다른 질환과 달리 뺨과 콧등의 나비 모양 발진을 일으키는 질환으로 자외선에 노출되면 증상이 빠르게 악화되기 때문에 모자나 마스크 등을 착용하는 것이 좋다. 마찬가지로 팔, 다리 부근의 붉은 반점을 일으키며 마치 피멍이 든 것처럼 누르면 아픈 증상이 동반된다.

### 베체트병

구강 궤양을 일으키는 자가면역질환이지만 피부 질환이 동시에 나타나는 경우가 많으며, 손가락 마디에 붉은 염증을 일으키기 쉬우니 주의해야 한다.

### 대상포진

극심한 가려움증과 통증을 동반하는 자가면역질환 중에서 대상포진을 빠트릴 수 없다. 어린 시절 수두에 걸린 경험이 없다면, 대상포진에 주의하는 것이 좋다. 어릴 때 발병하지 않았던 수두 바이러스가 체내에 잠재되어 있다가 스트레스 등으로 인해 면역력이 약해진 틈을 타고 나타날 수 있다.

온몸에 염증이 생기면 무조건 피부과로 가거나 알레르기 진찰을 받는 경우가 많은데, 아무리 팔다리 염증 증상을 치료하게 되더라도 근본적인 원인 해결이 없다면 언제든지 재발과 악화를 일으킬 수 있다. 자가면역 피부질환은 아무리 치료받아도 염증 증상이 개선되지 않고 모호한 피로감, 쇠약감, 불안감 등의 신경 정신적 증상도 나타날 수 있다.

초기에 잡지 않으면 그 어떤 질환보다도 빠르게 악화를 초래하는 질환이기 때문에 자가면역 피부질환이 의심되시거나 어떤 치료를 받아도 다시 재발되어 낫질 않는다면 한방치료를 권하고 싶다. 증상이 시작된 지 오래되었다면 면역억제제를 복용하여 즉각적으로 증상을 해소하는 방법도 있지만 한방치료를 통하여 장부의 불균형을 다스리며, 무너진 면역체계를 회복하는데 중점을 두는 것이 좋다.

# 자반증

    다리와 팔 등 전신에 피하나 점막에 출혈이 일어나서 자주색의 작은 반점이 생기는 자반증은 자가면역질환의 대표적인 질환이다. 주로 소아 연령인 3세에서 7세 사이에 자주 발생하게 되는데 성인이라고 해서 안심할 수 있는 질환이 아니다. 성인이 되어서 발병하는 붉은 반점 증상은 면역력의 저하 또는 과도한 스트레스나 피로 누적이 원인이 되어 발생할 수 있다. 소아기에 비해 치료가 상당이 오래 걸리며 재발할 가능성이 매우 높다. 또한 일시적으로 나타났다 사라진 자반증이라도 짧게는 몇 달에서 길게는 10여 년이 훌쩍 지나 다시 발병할 수 있다.

    성인 자반증의 붉은 반점은 소아에 비해 반점의 크기가 작고 불펜으로 찍은 듯 나타나며, 복통과 관절통의 증상도 함께 나타나는 경우도 있다.

    자반증은 소아보다 성인에 경우에서 더 심각하게 나타난다. 실제 성인 환자의 발병 원인을 살펴보면 80~90%는 스트레스 이후 발병한

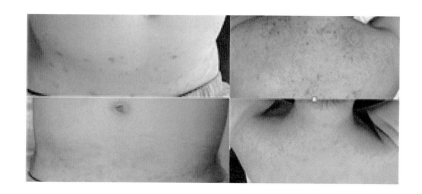

경우가 많다. 이는 소아보다 성인이 스트레스를 받을 환경에 많이 노출되어 있기 때문으로 보인다.

스트레스가 주원인이기 때문에 자반증의 치료에서는 스트레스 관리가 무엇보다 중요하며, 스트레스로 인해 발생하는 심장과 간의 열을 내리는 치료를 진행하며 식습관과 및 생활 습관 관리를 해주는 것이 중요하다.

자반증으로 인해서 여러 가지 증세들이 나타나게 되는데 스트레스가 원인으로 추측될 뿐 명확하게 규명되지는 않았다. 하지만 근본적인 부분을 살펴보면 면역 체계와 매우 밀접한 관련이 있는 것으로 보인다. 좀 더 구체적으로 알아보면 과로 및 스트레스, 흡연과 과도한 음주 등으로 인하여 면역의 기능적인 부분이 떨어지는 것으로 보인다.

이때 외부로부터 침입하여 들어온 다양한 바이러스 세균들을 포함한 각종 유해균을 우리 몸으로부터 보호하기 위해 백혈구가 공격해야 하는데 이 부분에 이상이 생기면서 반대로 자기 스스로를 공격하게 되는 자가면역증상을 보이게 된다. 신체의 다양한 기관 중에서 혈소판을 공격하게 된다면 자반증 증상을 보이게 된다. 그렇기 때문에 이런 현상을 막기 위해 자가면역 항체가 제 기능을 온전히 진행할 수 있도록 만드는 것이 중요하다.

작거나 크게 보이는 반점들 외에 발생할 수 있는 대표적인 자반증 증상을 살펴보면 혈소판의 감소, 피하출혈, 색소침착, 혈관 내의 압력 증가, 혈관의 악화, 응고인자 결핍 등을 볼 수 있다. 이런 증세가 보이게 된다면 자반증을 의심해 볼 수 있다.

사람마다 성격이나 생김새가 다르듯이 같은 자반증이라고 하더라도 증상이 다르게 나타날 수 있다.

한의학에서는 환자의 체질에 따라 그에 맞는 치료를 진행한다. 자반증이 발생하는 근본적인 원인을 명확히 파악하고 확인을 통해 이를 개선하는 데 중점을 둔다.

한방에서는 자반증의 원인을 습담, 리열 간열, 신허 노곤, 표허 네 가지로 분류하고, 각각의 원인에 따라 다른 처방을 한다.

습하거나 신체에 열이 많이 발생하는 습담으로 인한 증세에는 약재를 통하여 습사를 제거한다.

신체에 열이 지속적으로 나타나면서 쇠약감으로 인해 기력이 떨어지는 리열 간열에는 청간淸肝, 청리淸理하는 약재로 염증 발생을 줄인다.

신정腎精의 부족이나 기혈氣血의 부족으로 발생하는 신허노곤은 골수를 보충하고 익정益精, 보기補氣하는 약재를 사용한다.

신체의 기능이 저하됨에 따라 땀이 굉장히 많이 나타날 수 있는 표허가 원인이 되었을 때는 호기를 강하게 하는 약재를 사용한다.

하지만 개인마다 다르게 작용하는 체질적인 특성과 현재 진행된 증세에 따라 맞춤형 처방을 하는 것이 무엇보다 중요하다.

# 자반증 원인

자반증은 혈소판 감소증의 주된 증상으로써 혈소판을 공격하는
자가면역항체가 생성되지 않도록 하는 것이 최선입니다.

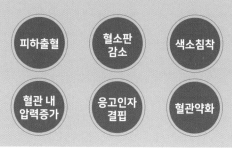

## 자반증 한의학적 원인

증상이 같아도 다른 원인을 규명하고 그 원인에 맞는 치료를
진행합니다.

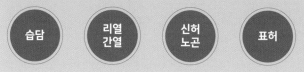

## 하늘토한의원 자반증 원인별 치료

..나타난 부위에 국한된 치료가 아닌 원인 자체를 회복시키는 치료를
진행하고 있습니다.

**습담** : 습하고 열이 발생한 것이므로 이수, 삼습하는 약재로 습사를
　　　 제거합니다.
**리열 간열** : 청간, 청리하는 약재로 열을 끄고 염증 발생을 줄입니다.
**신허 노곤** : 신정의 부족이나 기혈부족으로 발생합니다. 골수를 보충하고
　　　　 익정, 보기하는 약재를 사용합니다.
**표허** : 체표를 지키는 호기를 강하게 하는 약재를 사용합니다.

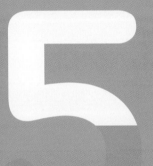

Chapter

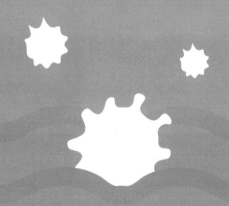

# 다양한 피부질환 치료 사례

# 피부질환 치료 사례

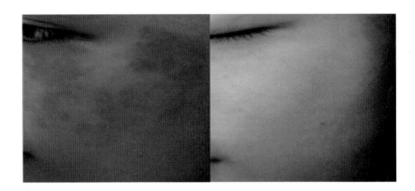

아토피 치료 사례

1. 이름: 최○○ 님 (여/10대 후반/수원시 인계동)

2. 증상: 내원 당시 양쪽 볼 위주 얼굴 아토피 피부염 상태로 피부과
   에서 아토피 연고 처방을 2년 정도 진행했으며, 특히 관자놀이 아
   토피 부위에 진물과 딱지가 생기고 간지러움이 극심했음.

3. 치료기간: 8주 / 아토피 치료 + 아토피 흉터 치료

4. 치료과정: 개인 맞춤 한약, 재생 차침, 아토피 전용 홈케어, 생활
   관리

5. 치료결과: 8주의 아토피 치료를 마친 후 아토피 흉터 치료를 병행
   하여 진행함. 내원 당시 보이던 양쪽 볼 부위의 아토피는 거의 재
   발이 없었으며, 관자놀이 쪽 아토피 치료 후 남아있던 자국과 색
   소는 아토피 흉터 치료를 통해 상당히 호전. 아토피 자국과 흉터
   및 붉은 피부톤을 개선함.

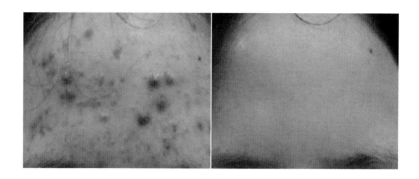

여드름 사례

1. 이름: 구○○ 님 (여/10대 후반/학생)

2. 증상: 여드름으로 스테로이드 처방을 바르다가 염증이 심화하여 병원 방문. 간지러움과 통증을 호소했으며 붉게 발진이 심한 상태였음. 대략 6개월에 한 번 정도 생리만 진행되었을 정도로 생리불순이 굉장히 심한 상태였음.

3. 치료기간: 12주

4. 치료과정: 여드름 재생 치료, 여드름 흉터 치료, 홈케어, 개인 맞춤 한약, 아피톡신 약침.

5. 치료결과: 개인 맞춤 탕약으로 얼굴의 열감을 내려주고 생리주기도 많이 규칙적으로 돌아옴. 붉은기와 각질, 소양감이 많이 줄어듦. 얼굴에 전반적으로 심하게 올라와 있던 발진과 피지들은 압출과 약침, 차침 시술로 많이 진정되고 가라앉았으며 재발 방지를 위해 집에서도 홈케어 사용을 철저히 하고 있음. 현재는 흉터 제거 시술 진행 중.

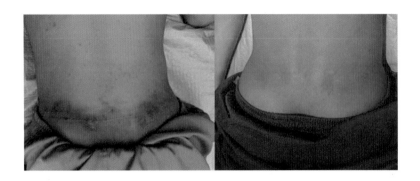

아토피 사례

1. 이름: 백○○ 님 (10대 후반 /학생)

2. 증상: 평소에 체질적으로 열이 많은 편이었으며, 소화가 안 되고
변비가 심한 편임. 건조함도 심한 편이어서 환부의 하얀 각질이
많이 일어나며, 소양감이 심해서 긁다보니 태선화 상태와 진물이
심한 편이었음.

3. 치료기간: 아토피 치료 2개월

4. 치료과정: 아토피 치료 프로그램 + 약침 차침 시술 + 개인 맞춤
탕약 + 홈케어

5. 치료결과: 열이 많이 내려갔으며, 소화불량도 한약 복용 후 매우
좋아지고, 차침 약침 시술로 피부의 겉면이 매끈해졌으며, 각질과
소양감이 일어났던 부분은 홈케어 사용으로 소양감이 없으며, 피
부 전체적으로 정상을 유지 중인 상태.

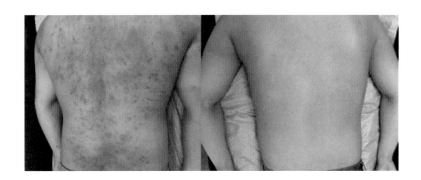

아토피 사례

1. 이름: 조○○ 님 (30대 초반/직장인)

2. 증상: 어릴 때부터 아토피 증상이 있었으며 괜찮았다가 성인이 된 후 군 복무를 하며 아토피 증상이 극심해짐. 만성 변비 증상과 손발 끝이 매우 차며 몸의 열이 많고 잠을 못 이룰 정도로 소양감이 매우 심하고 붉은기와 태선화 증상이 전신으로 동반되어있는 상태였음.

3. 치료기간: 아토피 치료 프로그램 3개월

4. 치료과정: 아토피 치료 프로그램 + 아피톡신 + 홈케어 + 개인 맞춤 한약 + 피부 재생 차침 시술

5. 치료결과: 변비 증상이 완화되며 몸의 열감 완화. 2번째 달부터는 소양감이 적어져 잠을 편안히 자고, 피부 재생 차침 시술을 통해 태선화된 피부가 원래의 살결로 회복됨. 현재는 1달에 1번꼴로 내원하며 유지 기간을 갖는 중.

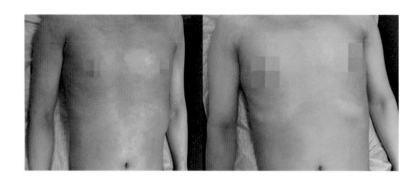

아토피 사례

1. 이름: 윤○○ 님 (20대 중반 /대학생)

2. 증상: 어릴 때부터 아토피 피부염이 있는 상태로 몸에 땀이 많은 편이며 손발이 쉽게 뜨겁고 차가워짐. 전신에 다발적으로 진물이 동반된 상태였고 잦은 패스트 푸드로 소양감이 심하고 저녁마다 두드러기가 있던 상태.

3. 치료기간: 아토피 두드러기 치료 2개월

4. 치료과정: 아토피 두드러기 치료 프로그램 + 홈케어 + 개인 맞춤 한약 + 피부 재생 차침 시술

5. 치료결과: 개인 탕약 복용으로 피부의 열감이 빠르게 호전된 사례로 소양감도 거의 없다고 함. 차침 약침 시술로 색소침착과 붉은 기가 거의 완화되었음. 현재는 홈케어와 식습관을 교정 중임.

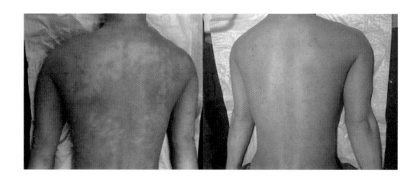

아토피 사례

1. 이름: 김〇〇 님 (30대 후반)

2. 증상: 전신 아토피. 등, 팔, 다리 접히는 부분 쪽에 진물이 생기고 소양감이 있음. 소양감이 제일 심하다고 함. 처음에는 아토피 부위가 작았고 없어졌다가 전신으로 심해짐. 많이 긁어서 상처가 많이 생겼음. 밤에 더 심해지고 사용하던 바디로션을 중단하고 한방 연고로 처방하고 개인 탕약 복용 중.

3. 치료기간: 아토피 프로그램 3개월

4. 치료과정: 개인 맞춤 탕약 한 달 + 홈케어 + 약침 주사 요법 + 개인 맞춤 한약 + 피부 재생 차침 시술

5. 치료결과: 개인 맞춤 탕약과 침 치료를 통하여 제일 심했던 소양감 및 진물 증상을 완화시킴. 주기적으로 올라오는 진물과 소양감, 면역력 강화를 위하여 탕약을 꾸준히 복용하면서 한방 연고로 꾸준히 관리하고 있음. 소양감이 완화되어 거의 긁지 않게 됨.

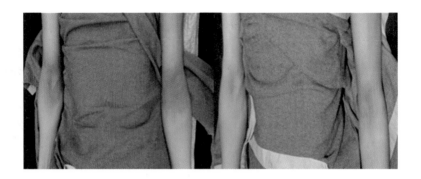

아토피 사례

1. 이름: 조○○ 님 (20대초반)

2. 증상: 팔 접히는 부분이 심함. 건조함과 소양감이 있음. 건조함이
   심해 일상생활 불편함. 사용하던 아토피 연고를 중단하고 한방 연
   고로 처방하고 개인 탕약 복용 중.

3. 치료기간: 아토피 프로그램 1개월

4. 치료과정: 개인 맞춤 탕약 한 달 + 홈케어 + 약침 주사 요법 + 피
   부 재생 차침 시술

5. 치료결과: 개인 맞춤 탕약과 차침 재생 치료를 통하여 소양감 및
   건조함을 완화시킴. 색소침착이 많이 좋아지셔서 스트레스가 줄
   었다고 하며, 면역력 강화를 위하여 탕약을 복용하면서 한방 연고
   로 꾸준히 관리하고 있음.

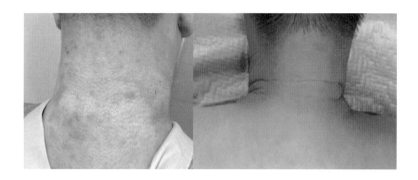

아토피 사례

1. 이름: 이○○ 님 (10대 후반/학생)

2. 증상: 평소 소화 상태가 안 좋고 식습관 불균형. 목 쪽으로 특히 심하지만, 전반적으로 발진이 심하게 올라와 있는 상태이며 두피 지루성 피부염 증상으로 가려움증이 심해 치료가 시급한 상태였음. 소양감과 열감으로 인해 불규칙한 수면 상태로 스트레스를 받는다고 함.

3. 치료기간: 아토피 프로그램 1개월

4. 치료과정: 개인 맞춤 탕약 한 달 + 홈케어 + 약침 주사 요법 + 피부 재생 차침 시술

5. 치료결과: 개인 맞춤 탕약으로 몸의 전체적인 열감을 내려주고 소화기관의 기능을 원활하게 도와줌으로써 가스가 차는 횟수도 많이 줄었음. 붉은기와 각질, 소양감이 많이 줄어듦. 두피와 목에 전반적으로 심하게 올라와 있던 발진은 약침, 차침 시술로 많이 진정되고 가라앉았으며 재발 방지를 위해 집에서도 홈케어 사용을 철저히 하고 있음.

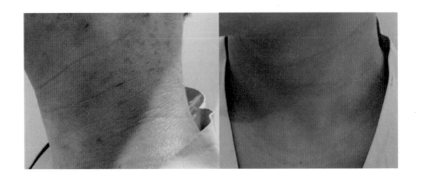

## 모낭염 사례

1. 이름: 김○○ 님 (10대 초반)

2. 증상: 전신 아토피. 목 부분 접히는 쪽에 소양감과 따가움이 심하고 긁으면 수포 동반. 열감과 함께 껍질이 계속 벗겨져서 자꾸 뜯게 됨. 처음에는 아토피 부위가 작았고 없어졌다가 다시 심해짐. 밤에 더 심해지면서 열이 극심해진다고 하며 개인 탕약 복용 중.

3. 치료기간: 아토피 프로그램 2개월

4. 치료과정: 개인 맞춤 탕약 한 달 + 홈케어 + 약침 주사 요법 + 피부 재생 차침 시술

5. 치료결과: 개인 맞춤 탕약과 피부 재생 차침을 통하여 따가움, 소양감 및 수포 증상을 완화시킴. 소화와 대변은 양호해졌으며 주기적으로 긁을 때마다 올라오는 수포 증상과 면역력 강화를 위하여 탕약을 복용하게 함. 따가움과 태선화 모두 완화되었으며 약해진 피부 면역력이 개선되어 정상화.

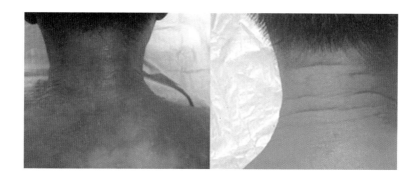

아토피 사례

1. 이름: 한○○ 님 (20대 초반)

2. 증상: 상체 아토피. 목 접히는 쪽에 진물과 소양감이 있음. 소양감이 세일 심하다고 하고 더위를 극심하게 타는 편. 많이 긁어서 상처가 많이 생겼음. 만성 변비로 늘 더부룩하다고 함.

3. 치료기간: 아토피 흉터 치료프로그램 2개월

4. 치료과정: 홈케어 + 약침 주사 요법 + 피부 재생 차침 시술 + 개인 탕약

5. 치료결과: 개인 맞춤 탕약 복용으로 아토피와 소양감 완화됨. 변비 증상도 거의 정상적으로 개선되고 그로 인해 더부룩한 증상도 거의 없어진 상태. 현재는 재발 방지를 위해 꾸준히 관리하고 있으며, 목 부분의 흉터는 주기적인 차침 재생 치료로 많이 좋아진 상태.

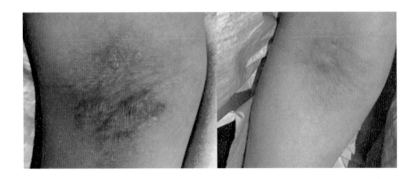

아토피 사례

1. 이름: 이○○ 님 (20대초반)

2. 증상: 팔 부위 아토피. 팔 부분 접히는 쪽에 소양감이 있음. 아토피 부위가 점점 두꺼워지며 흉터가 커져서 내원하게 됨.

3. 치료기간: 아토피 흉터 치료 프로그램 2개월

4. 치료과정: 홈케어 + 약침 주사 요법 + 피부 재생 차침 시술 + 다이섹션 시술

5. 치료결과: 피부 재생 차침을 통하여 아토피 증상과 소양감, 색소침착 완화시킴. 울퉁불퉁하게 올라온 흉터는 다이섹션 시술을 통해서 개선되었고 현재는 흉터가 거의 없는 상태.

지루성피부염 사례

1. 이름: 한○○ 님 (남/ 40대 후반/화성시 봉담읍)

2. 증상: 내원 당시 가슴 지루성 피부염 상태로 피부과에서 약물복용을 간헐적으로 5년 정도 진행했으며, 가슴부위 붉은기와 따가움이 심했음. 오랜 기간의 약물복용과 연고 치료로 내성이 생겨 더 이상 효과가 없던 상태였음.

3. 치료기간: 12주 / 지루성 피부염 치료 + 지루성 피부염 흉터 치료

4. 치료과정: 개인 맞춤 한약, 재생차침, 지루성 피부염 전용 홈케어, 생활 관리

5. 치료결과: 12주의 지루성 피부염 치료와 흉터 치료를 병행하여 진행함. 가슴 쪽의 따가움은 치료 3주 차부터 없어졌으나 피부가 심하게 약화되었던 부위의 붉은기가 돌아오도록 재생 약물 투여, 내원 시마다 소염 약침과 자하거 약침을 통해 피부 재생력을 높임으로 자국과 색소는 상당히 호전. 12주의 치료 후 붉은기와 지루성 피부염 양상 거의 없어짐.

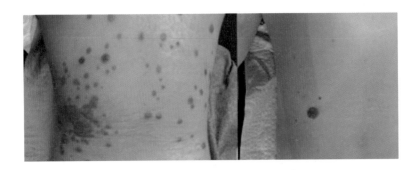

건선 피부염 사례

1. 이름: 권○○ 님 (남/ 20대 후반/용인시 기흥구)

2. 증상: 오랜 기간의 건선 피부염으로 점점 번져서 스트레스가 극심
   했던 상태였음. 소양감이나 따가운 양상은 전혀 없었으나 전신에
   가까운 건선 증상. 평소 소화가 좋지 않아 변을 1주에 1번 정도 보
   는 심한 변비. 스트레스를 많이 받아 두피 정수리 부분이 열로 인
   해 탈모 초기증상이 동반되는 상태였음.

3. 치료기간: 12주 / 건선 피부염 치료 + 건선 피부염 흉터 치료

4. 치료과정: 개인 맞춤 한약, 재생차침, 건선 피부염 전용 홈케어,
   생활 관리

5. 치료결과: 12주의 건선 피부염 치료와 흉터 치료를 병행하여 진행
   함. 4주 차부터 태선화 부위의 재생 효과를 위해 차침 길이를 늘
   려 진행. 건선으로 인해 피부가 심하게 악화하였던 부위의 붉은가
   돌아오도록 재생 약물 투여. 내원 시마다 소염 약침과 자하거 약
   침을 통해 피부 재생력을 높임으로 자국과 색소는 상당히 호전.
   12주의 치료 후 붉은기와 건선 피부염 양상 거의 없어짐.

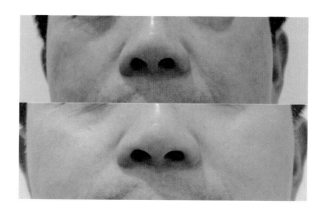

안면홍조 사례

1. 이름: 최○○ 님 (남/40대 후반/수원시 영통구)

2. 증상: 초등학교 시절 때부터 발생한 안면홍조로 인해 피부관리실에서 피부관리를 받음. 홍조와 함께 건조감이 심하고 각질이 심하며 홍조 및 자국에 대한 스트레스가 심하고 우울감 동반. 소화불량과 얼굴 전체 및 상부에 발열감도 나타남.

3. 치료기간: 8주 / 홍조 치료 + 피부 강화 치료

4. 치료과정: 개인 맞춤 한약, 차침 약침, 홈케어, 생활 관리

5. 치료결과: 심리적으로 스트레스가 줄었으며 우울증 증상도 호전됨에 따라 우울증 양약은 현재 복용 안 함. 소화불량 증상은 개선되었으며 내원 당시 있던 발열감은 거의 나타나지 않음. 아큐 시술로 인해 홍조 치료 효과와 함께 피부톤 개선 효과도 동시에 나타남.

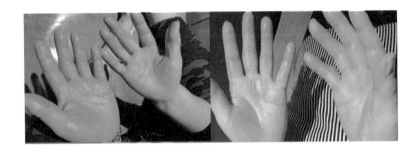

한포진 사례

1. 이름: 강ㅇㅇ 님 (남/60대 후반/화성시 병점동)

2. 증상: 내원 당시 극심한 한포진 증상으로 피부가 예민하고 통증 가려움이 심한 상태임. 다리에 쥐가 심하게 오며 저릿저릿한 증상과 함께 손발이 땡땡하게 붓는 증상 동반. 스트레스와 수면 부족으로 몸 전체 컨디션이 좋지 않은 상태임.

3. 치료기간: 12주 / 한포진 치료

4. 치료과정: 개인 맞춤 한약, 수화침, 아큐 차침 재생 치료, 홈케어, 생활 관리

5. 치료결과: 한포진이 거의 나타나지 않고 붓기도 호전됨. 거칠거칠하고 울긋불긋한 피부 상태가 상당히 호전됨. 더불어 개인 맞춤 한약과 침 치료를 통해 다리 저림 증상과 생리통도 동시에 개선되어 몸이 전체적으로 호전되고 가벼워짐을 느낌.

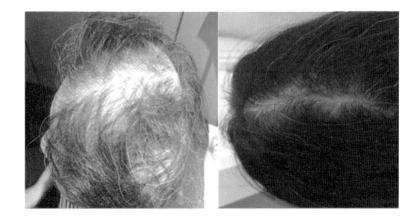

탈모, 지루성 두피염 사례

1. 이름: 한○○ 님 (여/40대 후반/서울시 신촌)

2. 증상: 내원 당시 몸에 열이 많고 두피에 붉은기와 열감이 심하게 나타났으며, 특히 정수리와 가르마 부위에 심한 각질과 간지러움 동반, 소화불량도 있었으며 서비스업의 직업 특성상 스트레스와 피로도가 심함.

3. 치료기간: 12주 / 지루성 두피염 치료 + 탈모 치료

4. 치료과정: 개인 맞춤 한약, 아큐 차침 재생 치료, 홈케어, 생활 관리

5. 치료결과: 두피 부위의 지루성 피부염과 열감이 완화되었으며 소화불량도 없어진 상태임. 아큐 시술로 인한 피부염 완화뿐만 아니라 탈모 부위의 발모 효과까지 동시에 개선 효과를 나타냄.

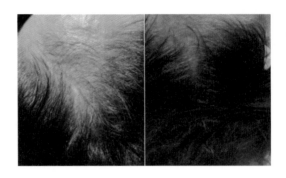

탈모 사례

1. 이름: 김○○ 님 (30대 중반/주부)

2. 증상: 둘째 출산 후 기력 저하로 인한 탈모 동반. 몸의 피로감이
   심한 상태였으며 전체 헤어라인, 이마부터 측두부까지 모발이 심
   각하게 빠지는 증상과 함께 두피의 발모가 더딘 상태였음. 팔다리
   저릿저릿한 증상이 자주 동반되는 상태로 특히 탈모로 인한 스트
   레스가 심한 상태였음.

3. 치료기간: 18주

4. 치료과정: 두피 모근 강화 스탬핑, 개인 맞춤 탕약, 두피 정안침,
   두피 발모 약침, 생활 관리

5. 치료결과: 개인 탕약으로 출산으로 저하된 몸의 기력을 회복시키
   고 발모를 돕기 위한 한약 복용과 함께 주에 2회씩 내원하여 모근
   강화 치료 프로그램을 시행한 결과 눈에 띄게 모발이 회복되었음.
   현재는 재발 방지를 위해 1주에 2번씩 두피 정안침 치료를 진
   행 중.

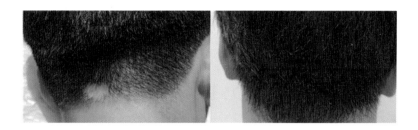

탈모 사례

1. 이름: 김○○ 님 (20대 초반/학생)

2. 증상: 취업 준비 스트레스로 인해 후두부 좌측 원형탈모가 생겼으며, 어렸을 때 아토피 증상이 있었으며 간지러움이나 발열 증상은 없었음. 생활 습관이 불규칙적이었으며 몸이 약한 편임.

3. 치료기간: 탈모 치료 2개월

4. 치료과정: 두피 차침 + 개인 맞춤 탕약 + 두피 모근 강화침

5. 치료결과: 개인 탕약으로 인해 체질이 개선되었으며 원형탈모 부위의 아랫부분 모두 개선되심. 현재는 원형탈모 재발 없는 상태를 유지 중이며, 생활 습관도 규칙적으로 유지하고 있음.

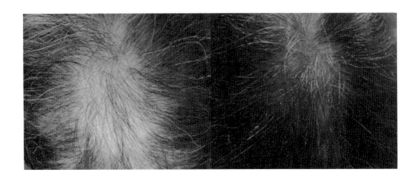

탈모 사례

1. 이름: 유○○ 님 (50대 중반/직장인)

2. 증상: 두피 열감이나 두피 간지러움 없으나 갱년기 증상과 함께 갑자기 머리가 빠지기 시작하면서 타 병원에서 스테로이드 복용 시작함.

   1달전 스테로이드 복용 중단 후 더욱 심하게 머리가 많이 빠졌으며 잠을 잘 못 자서 수면유도제를 복용할 정도로 생각이 많은 편이어서 스트레스가 심하였음.

3. 치료기간: 탈모치료 3개월

4. 치료과정: 두피 차침 + 개인 맞춤 탕약 + 두피 모근 강화침

5. 치료결과: 개인 탕약 복용 후 갱년기 증상이 먼저 개선됨. 이후 몸의 면역력이 개선되어 규칙적 수면을 하고 있으며 두피 차침으로 발모가 거의 진행되었으며 두피 검사 결과도 매우 좋아짐. 두피의 열감이 개선되었고, 모발에 힘이 생김.

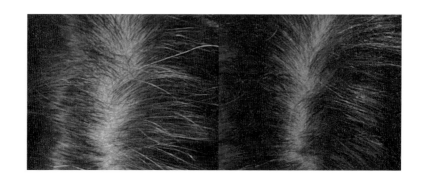

탈모 사례

1. 이름: 조○○ 님 (30대 중반/주부)

2. 증상: 머리 감을 때나 말릴 때 머리카락이 많이 빠지고 불면증으로 약을 먹은 시 5~6년 정도 된 상태로 스트레스와 피곤함을 매우 크게 느낌. 헤어라인 쪽과 정수리 가르마 부분이 머리가 얇아지고 빠졌음.

3. 치료기간: 탈모 치료 1개월

4. 치료과정: 두피 차침 + 개인 맞춤 탕약 + 두피 모근 강화침

5. 치료결과: 두피 차침으로 머리가 얇아진 부분들이 힘이 생기고, 이후 머리 빠지는 양이 감소함. 현재는 발모가 유도되어 모량이 충분해지고 모발의 밀도도 좋아진 상태.

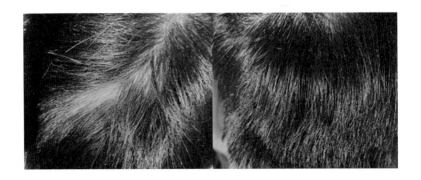

탈모 사례

1. 이름: 구○○ 님 (20대 중반/직장인)

2. 증상: 온몸에 열이 많으며 극심한 다이어어트로 인해 30키로 감량 후 원형탈모 진행이 시작되었으며 옆부분의 모발이 얇아지고 정수리 부분의 탈모가 심하게 진행 중. 원형탈모가 온 3개월 이후부터 매우 피곤하고 스트레스를 받은 상태임.

3. 치료기간: 탈모 치료 1개월

4. 치료과정: 두피 차침+ 개인 맞춤 탕약 + 두피 모근 강화침

5. 치료결과: 개인 맞춤 탕약 복용 후 몸에 열이 많이 개선되었으며 두피 차침과 두피 모근 강화침 진행 후 원형탈모 부분의 발모가 이루어져 지금은 정상 모발로 돌아옴. 현재는 몸의 컨디션도 많이 좋아지고, 재발 방지를 위하여 1달에 한 번 유지관리 진행 중.

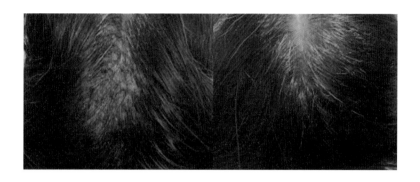

탈모 사례

1. 이름: 김○○ 님 (40대 초반/직장인)

2. 증상: 어렸을 때부터 상열감을 많이 느낌. 최근 심한 스트레스로 인해 두피 열감을 많이 느끼고 모발 상태가 얇아지면서 가르마를 기준으로 탈모 증상이 동반된 상태였으며, 머리가 많이 빠짐. 가르마 부분의 탈모로 인한 스트레스 극심하신 상태였음.

3. 치료기간: 탈모 치료 2개월

4. 치료과정: 두피 차침 + 개인 맞춤 탕약 + 두피 모근 강화침

5. 치료결과: 개인 탕약으로 두피의 열감을 내려주는 방향으로 체질 개선. 발모와 두피 모근 강화 치료로 모발이 두꺼워지며 머리가 빠지지 않고 발모 속도가 향상. 몸의 허한 부분들이 개선됨을 느끼셨으며 몸의 컨디션 향상으로 스트레스 또한 개선되었다고 함. 가르마와 정수리의 탈모 증상 개선으로 모발 간의 밀도도 좋아진 상태.

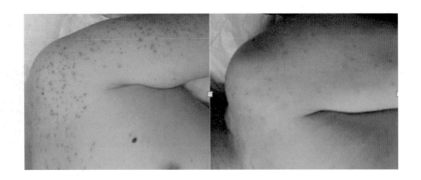

## 모낭염 사례

1. 이름: 최○○ 님 (남/30대 중반/경기도 용인시 수지구)

2. 증상: 내원 당시 등 가슴 어깨 모낭염과 모낭염 흉터 자국이 많았으며, 현재 모낭염 치료가 끝난 피부 상태임. 모낭염 치료 후 모낭염은 재발하지 않고 모낭염 흉터 및 모낭염 자국이 남아 모낭염 흉터 시술 진행 중.

3. 치료기간: 12주 / 여드름 흉터 및 여드름 자국 치료

4. 치료과정: 차침 치료, 약침 치료, 홈케어, 생활 관리

5. 치료결과: 여드름 자국과 붉은 피부톤이 개선되었으며, 여드름 흉터는 약간 남아있는 상태. 정기적인 한방 스킨 케어로 현 피부 상태를 유지하고자 하며, 추후 한방 미세침 시술을 추가적으로 들어가 약간 남아있는 흉터 부분을 개선하고자 함.

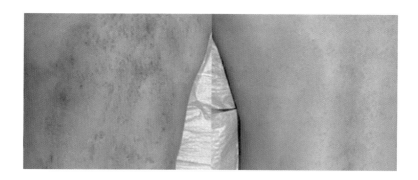

## 모공각화증 사례

1. 이름: 한○○ 님 (30대 초반/직장인)

2. 증상: 어렸을 때부터 피부가 건조하신 편이었으며 팔 쪽으로 모공
   각화증이 있었음. 모공각화증으로 스트레스를 많이 받고, 가끔 모
   공각화증 부위가 간지럽기도 함.

3. 치료기간: 모공각화증 치료 2달

4. 치료과정: 재생차침 + 필링

5. 치료결과: 모공각화증 부위의 각질이 점차 연화되고, 모공각화증
   자국이 옅어짐. 가끔 피부가 건조하게 느껴지기도 하였지만, 원
   래의 소양감이 거의 없어졌으며, 피부 자체가 많이 윤기 생겼다
   고 함.

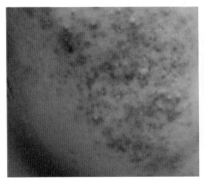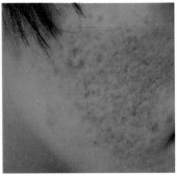

모낭염 사례

1. 이름: 최○○ 님 (10대 후반/학생)

2. 증상: 얼굴 전체적으로 모낭염과 발진이 심하게 번진 상태. 볼 부위에 재생력이 매우 약하고 모낭염과 모낭염 흉터가 많이 있음. 알레르기성 비염이 환절기마다 심하고 공부하는데 체력이 많이 달린다고 함.

3. 치료기간: 12주

4. 치료과정: 모낭염 치료 + 모낭염 흉터 치료 홈케어 + 개인 맞춤 한약 + 소염 약침

5. 치료결과: 개인 맞춤 탕약을 통하여 안면부 발진과 소양감이 호전되었으며 알레르기성 비염 증상도 개선이 많이 되었다고 함. 또한 한방 스킨 케어를 통하여 여드름과 여드름 흉터가 호전되고 떨어져 있던 재생력이 많이 올라옴. 현재 꾸준한 사후 케어와 홈케어를 통하여 관리하고 있음.

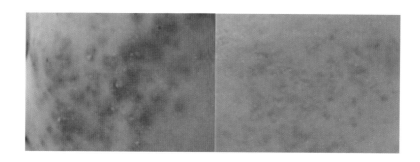

모낭염 사례

1. 이름: 이○○ 님 (10대 후반/학생)

2. 증상: 얼굴 전체적으로 모낭염과 간지러움 동반. 평소 소화 기능
   이 심하게 좋지 않고 생리통이 극심하다고 함. 볼 쪽으로 특히 심
   하지만, 전반적으로 발진이 심하게 올라와 있는 상태이며 지루성
   피부염 동반 증상으로 가려움증이 심해 치료가 시급한 상태였음.
   불규칙한 수면 상태로 스트레스를 받음.

3. 치료기간: 6주

4. 치료과정: 모낭염 치료 + 모낭염 흉터 치료 홈케어 + 개인 맞춤
   한약 + 소염 약침

5. 치료결과: 개인 맞춤 탕약으로 얼굴의 열감을 내려주고 소화기관
   의 기능을 원활하게 도와줌으로써 소화 기능이 많이 회복되고 생
   리통도 거의 없어짐. 붉은기와 각질, 소양감이 많이 줄어들었다.
   안면부 전반적으로 심하게 올라와 있던 발진과 피지들은 압출과
   약침, 차침 시술로 많이 진정되고 가라앉았으며 재발 방지를 위해
   집에서도 홈케어 사용을 철저히 하고 있음. 현재는 흉터 제거 시
   술 진행 중.

# 하늘토의 아토피 및 피부질환 치료 시스템 수화침

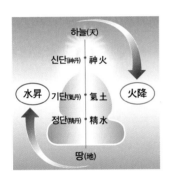

내부의 열을 식히고 기의 흐름을 원활히 하는 '수화침 시스템'. 하늘토한의원의 아토피 치료법의 핵심은 바로 '수화침 시스템'입니다. 한의학의 꽃인 침을 이용해 여러분의 막힌 기를 뚫어주고 몸속에 쌓여 있는 불순물의 배출을 활발하게 하도록 해 줍니다. 누차 말씀드렸지만, 아토피의 근본 원인은 바로 '열'입니다. 이러한 열을 어떻게 잡는가가 근본 치료의 핵심입니다. 내장 기관의 불균형으로 인한 열의 발생과 각종 독소를 제거해줘 내장의 직접적 영향을 받는 피부를 편안히 해줘야만 아토피의 근본 치료가 가능한 것입니다.

수승화강을 더욱 활발히 해주는 수화침은 인체 내부의 수승화강을 더욱 활발히 해주는 침 치료법입니다. 수승화강은 기가 흐르는 근본 원리이자 생명 활동이 이루어지는 모습입니다. 수승이란 바로 신수腎水가 상승하는 것이고 화강이란 바로 심화心火가 하강하는 것입니다. 한의학에서는 수승화강이 잘되어야 음양의 균형이 이루어지고 몸의 생리적 기능이 정상적으로 유지된다고 보았습니다. 곧 하늘에서 태양의 따뜻함火은 땅으로 내려가고降 물水은 수증기가 되어 하늘로 올라가야昇 생태계가 유지됩니다. 식물의 경우 물은 뿌리와 줄기를 통해 위로 올라가고 태양 빛은 광합성을 통해 뿌리로 내려오는 것과 같은 이치입니다. '잠을 잘 때 머리는 시원하게 하고 발은 따뜻하게 하라'는 말이나 반신욕도 이와 관련이 있는 것입니다. 이러한 이치로 우리 몸의 수의 기운과 화의 기운을 바로잡아주어야 합니다. 하늘토한의원의 '수화침 시스템'은 수년간의 임상경험과 한의학 서적을 참고하여 인체 내부의 기의 흐름이 수승화강의 원리에 따라 잘 흐를 수 있도록 하는 침 치료법입니다. 따라서 이제부터는 '침으로 각종 피부질환을 치료할 수 있을까?' 하는 의심은 접어두시기를 바랍니다.

# 아토피 피부질환 한방 치료법

 

 

이 책을 잘 읽은 사람은 아마도 한의학이 결코 신비주의적이고 비과학적인 의학이 아니라는 것을 알게 되었을 것입니다. 이제부터는 한의원에서 아토피와 피부질환을 어떤 방법으로 치료하는지에 대해 설명해 드릴까 합니다. 앞 장에 나온 사진들을 보면 나도 과연 치료에 성공할까 하는 의심이 들겠지만, 여러분도 하늘토한의원에 방문하여 꾸준히 치료하면 얼마든지 피부질환에서 해방되어 깨끗한 피부를 가질 수 있을 것입니다. 용기를 가지십시오. 아토피의 발생 원인은 바로 내장 기관의 이상에 의한 열입니다. 쉽게 표현해서 기가 막히고 열 받으면 아토피 피부질환이 나는 것입니다. 얼굴은 내장을 비춰주는 거울입니다. 피부에 나타나는 증상은 내장에 그 원인이 있어서 신호를 보내는 것입니다. 소화기 장애와 변비는 스트레스와 관련이 높고 혈액순환에 영향을 끼쳐 피부색에도 영향을 줄 수 있고 피부질환도 발생시킵니다. 따라서 아토피는 피부뿐만 아니라 내분비적인 면에 주목해서 치료해야 합니다. 한의학에서는 火를 원기적이라 해서 우리 몸의 진기를 해치므로 경계해야 한다고 강조하고 있습니다. 또한 火는 실화實火와 허화虛火로 나뉩니다. 이로 인한 아토피는 주로 소화 장애, 여성들의 경우 생리불순 등과 함께 나타나는 경우가 많습니다. 이런 사람들은 대개 손발도 찬 경우가 많아서 무조건 火를 끄기보다는 부족한 장부의 기능을 북돋아 기가 원활하게 잘 순환하여 몸이 따뜻해져야 피부질환이 치료되는 것입니다. 무작정 열을 내리는 처방도 아토피 치료에 도움이 되는 건 아니라는 것이지요. 이렇듯 아토피는 개개인의 특징과 체질에 맞춰 꾸준히 치료해야 합니다.

　하늘토한의원에서는 수천 년간 이어진 전통 한방 치료법에 수년 동안 자체적으로 연구 개발한 하늘토만의 새로운 치료 방법을 접목하여, 복잡하고 재발이 잘 되는 아토피를 아주 효과적으로 치료하고 있습니다. 개인별 특성과 체질에 맞는 한약재 및 침술법 약침 치료를 이용하여 아주 심한 아토피뿐만 아니라 더 나아가 몸속의 내장까지 건강하게 하는 근본 치료를 해 줍니다. 아토피 흉터 또한 피부의 자생력을 자극시키는 치료법과 순수 생약 성분의 한방 케어를 통해 새살이 돋도록 하여 깨끗한 피부를 갖도록 해 줍니다.

　자, 이제 더 새롭고 과학적인 하늘토한의원의 피부질환 치료법을 경험해 보도록 합시다.

# 아토피 피부질환 한방치료 프로그램

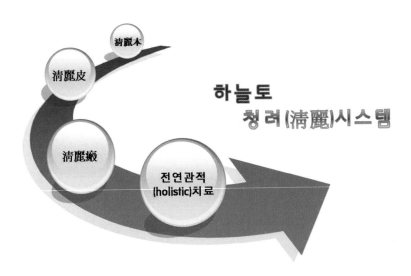

하늘토한의원에서 시술하는 청려清麗시스템은 아토피 치료의 근본이 되는 몸 상태 개선을 위한 청려본清麗本과 한약 치료, 직접 피부에 적용하는 청려피清麗皮와 피부치료, 아토피 개선과 흉터 및 자국의 개선을 위한 청려반清麗瘢 그리고 피부 재생 및 피부 정화의 4단계로 이

루어진 전연관적 치료입니다.

모든 치료과정 전에는 개인마다 나타나는 아토피 원인을 분석하기 위한 검진 시스템이 이루어지며 스트레스 지수 및 피로도 지수 검사, 맥파 검사, 피부 진단 검사, 진맥 등의 과정을 통해 여드름 발생 원인을 분석합니다.

아토피는 내부적인 요인 및 외부적인 요인 등으로 발생되기 때문에 검사를 통한 내부적인 요인을 분석하고 설문지를 통하여 생활 습관이나 식습관 등에 의한 외부적인 요인도 동시에 분석하게 되며, 이는 정확한 진단과 치료 방법을 찾기 위한 기초 작업의 검진 시스템입니다.

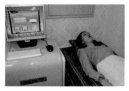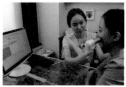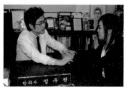

## 청려본(靑藜本) 치료 시스템

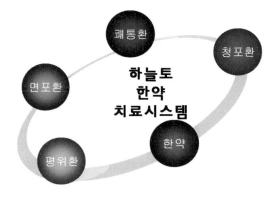

청려본 치료는 아토피의 원인을 망진望診, 문진問診, 절진切診 및 맥진脈診 등의 다양한 진단법을 통해 분석하고 이를 바탕으로 각각의 체질별 한약을 처방합니다.

체질에 따른 한약은 몸속의 기운을 북돋아 주고 막힌 기를 뚫어줄 뿐만 아니라 개개인의 불균형한 몸 상태를 정상화시켜 아토피의 근본 원인을 치료해 줍니다. 또한 약해진 내부 장부를 다스려주며 체내의 독소를 제거하여 전신의 기혈 순환을 원활하게 해주는 순수 한방 생약으로 처방되어 약물에 의한 부작용이 없습니다.

아토피는 열 때문에 생기는 증상입니다. 하지만 이 열이라는 것을 절대적인 개념이 아니라 상대적인 개념으로 이해해야 합니다. 열이 상부에 몰리는 동안 몸의 하부에는 차가운 기운이 쌓이게 됩니다. 보통 임상적으로 열이 생기는 근본 장부가 어디냐에 따라서 어떤 처방을 사용하는 지가 달라집니다. 따라서 하늘토한의원의 한약 치료는 1:1 개인 맞춤 한약으로 치료 주기에 따라 한약이 처방되어 몸 상태 변화에 따라 효과적으로 적용됩니다.

| 면포환 | 오장육부 기능 개선, 피부를 맑게 하고 기혈 흐름 정상화 |
|--------|----------------------------------------------------|
| 청포환 | 폐열(탁한기운)의 독소 배출 |
| 쾌통환 | 장열독(장기능 항진, 소화기 기능 개선) |
| 평이환 | 위냉독(위장기능개선) |

이는 하늘토 의료진이 수년간 연구하여 만들어낸 처방으로, 탕약을 복용하기 전에 혹은 탕약 복용과 동시에 복용할 때 한약의 치료 효과를 상승시킵니다.

환약은 상태에 따라 1~2주 정도 복용하게 되며, 초진 시에 각종 검진과 진단을 바탕으로 처방이 됩니다.

### 청려피(淸麗皮) 치료 시스템
수화침

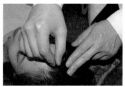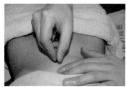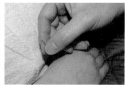

### 한방 메디컬 아토피 케어
아토피는 한약 및 생활 관리 등을 통해 몸속의 조화와 균형을 찾는 치료 이외의 피부에 직접적으로 작용하여 아토피 피부염을 가라앉히며 진정·재생시키는 피부 관리 또한 중요합니다. 하늘토한의원에서는 1:1 맨투맨 한방 스킨케어를 통해 내부적인 치료와 동시에 외부적인 치료를 하여 효과를 상승시킬 수 있도록 합니다.

### 아큐(차침) 테라피
하늘토한의원이 개발한 생약추출물인 AQ 약침액을 아토피 피부질환 부위에 도포하면서 차침 시술로 피부에 만든 미세한 구멍으로 AQ 약 침액을 주입하여 이를 통해 피부 진피층을 자극하여 열독을 배출하여 피부염을 진정시키는 치료.

| 재생 약침액 종류 | 환자의 염증상태와 피부타입에 따라 선택적으로 활용 |
|---|---|
| 청열 약침 | 피부에 혈분血分의 열독熱毒을 내려주어 피부염을 가라앉히게 하는 약침 |
| 배농 약침 | 물水이 부족하여 열이 뜨는 원인으로 발생하는 피부염을 진정시키는 약침 |
| 생기 약침 | 피부의 재생력의 약화로 피부염이 지속되는 경우에 아토피 부위의 진피층 세포 증식을 촉진하여 피부염 부위의 약해진 조직과 혈관의 상처치유를 촉진하는 약침(피부 상처를 아물게 하는 기능) |
| 생육 해독 약침 | 아토피 치료와 더불어 피부 진피층을 자극해 피부 속에 쌓인 피부염 열독과 노폐물을 최대한 배출시키는 치료로 피부의 노폐물 배출을 정상화시키고 피부 속이 해독되어 안색이 탁한 부분이 맑아지게 하는 약침 |
| 아피톡신 | 천연 히알루론산으로 아토피 피부염을 완화 시키고 오랜 기간 여러 가지 치료를 거쳐 스테로이드 부작용으로 얇아진 피부를 복원시켜주는 1등급 프리미엄 약침 |

## 청려 결침潔針 시스템

아토피 피부염, 피부질환, 미백, 피부재생을 위한 차침 시술.

- 차침(MTS/DTS) + 청려결潔 정안침 + 청려결 새생침 + 생육안면활活침

- 피부 진피층 재생 촉진과 피부속의 기 흐름 활성화

- 청려 결침: 친인화적인 Peptide 및 비타민과 초임계 추출법으로 고농축시킨 장뇌삼, 녹용 등의 한방성분을 배합.

차침을 통해 피부 진피층을 자극해 콜라겐을 활성화시켜 피부노화 방지(산성화방지) 및 색소침착 흉터, 태선화 부위 제거에 효험이 있는 성장촉진인자를 진피층으로 침투시키며, 청려결 정안침, 청려결 재생침을 통해 처진 진피층을 채워 올려서 피부 재생과 탄력 개선 및

색소침착 및 태선화 부위 개선에 효과적입니다.

### 청려피 재생 포어덤테라피

포어덤porederm은 전기천공법(이하 Electroporation)의 원리를 이용하여 피부에 유효한 약물을 바늘 없이 피부에 직접 투여하는 장치입니다. Electoporation은 일정 분자량(40,000 Dalton 이하)을 가진 물질들을 세포막을 통하여 투과시키는 방법으로 세포의 생물학적 구조와 기능을 변화시키지 않으면서 살아있는 세포 내에 DNA뿐 아니라 여러 종류의 외부 물질을 전달시킬 수 있는 비화학적 방법으로 이용되고 있습니다. 하늘토한의원에서는 포어덤테라피를 통해 피부 자극은 없으면서 치료에 효과적인 유효성분 흡수를 높여 아토피 치료가 이루어질 수 있도록 합니다.

### 청려피 진정 포어덤테라피SKIN COOL

진정 포어덤 테라피는 Electroporation의 원리를 이용하여 피부에 유효한 약물을 침투시키면서 쿨링 시스템(-10℃)이 추가되어 열이 많고 자극받은 피부를 진정시킬 수 있는 기기입니다. 차침 치료와 필링 등을 통해 피부가 자극받아 붉어질 때 사용할 수 있습니다.

### 청려피 LED 광선치료

LED 파장이 피부 속까지 침투하여 아토피 피부염을 치료합니다. 통증, 피부 손상 없이 신진대사를 활성화하고 콜라겐과 엘라스틴 생성을 촉진시켜 아토피 피부염을 진정시키도록 합니다.

| RED | 피부 세포재생, 피부진정, 통증 완화 |
|---|---|
| BLUE | 피부살균, 상처감염 예방 |
| GREEN | 진정효과, 예민한 피부 개선, 아토피자국 개선 |
| YELLOW | 홍조, 붉음증 완화, 색소 병변 |
| IR | 근적외선, 피부세포 재생유도, 상처 회복, 콜라겐 엘라스틴 생성 유도 |

## 청려피清麗皮 산소필

산소필은 GA와 복합 AHAs에 의한 안전한 천연필로 피부 전체에 고루 분산되어 자극없이 필링을 극대화시키고 활성 비타민C(L-Ascorbic Acid)가 대량으로 주입되어 피부 전체를 채워줍니다. 또한 산소공급으로 비타민C와 미백 성분들의 침투 작용과 활성 작용이 증폭되어 아토피 피부염 부위를 살균시켜 아토피 피부염 치료와 아토피 피부염의 붉은기 완화에 효과적입니다.

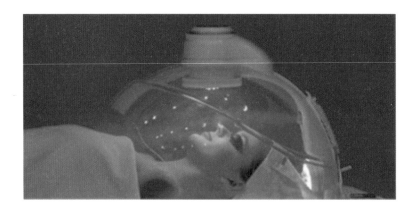

## 청려피 O2(산소)Derm

### 산소 스케일링

산소와 음이온을 통한 산소 스케일링 솔루션 분사로 아토피 부위에 노폐물을 살균, 제거합니다.

### Near Infrared Rat Therapy

근적외선을 통해 깊고 강하게 피부 진피층까지 침투하여 손상된 아토피 피부염 회복 및 진정, 두피 탄력 개선에 효과적입니다.

### Light Pulsed Energy Therapy

최적의 LED 파장을 이용하여 차침 치료 후 집중 재생 케어 효과를 냅니다.

## 청려피 수화필

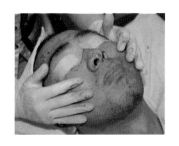

청려피 수화필은 FCR 시술로 미네랄 성분이 풍부한 산호 칼슘 성분의 100㎛ Fractional Prickle이 진피 상피층까지 침투하면서 혈액순환을 활성화시키고 Epidermal Cell의 분열을 촉진하여 두꺼워진 각질 때문에 상대적으로 얇아졌던 피부층을 정상화할 뿐만 아니라 표피층과 쌓여서 탈락되지 않는 각질들을 제거함으로써 세포 주기를 가속화시켜 줍니다.

### FCR 효능

−혈액순환 촉진

−표피(유극층)와 진피의 세포 재생

−유극층 Odland Body와 Lamella Body 생성

−Odland Body 증가로 각질 제거 효소 증가, 각질의 탈락 유도

−각질 탈락 주기를 일시적으로 3~5일로 단축함으로써 세포 분화.

### 청려피淸麗皮 HA젤

고농도 히알루론산이 피부 속 깊숙이 수분을 공급하여 피부가 건조한 아토피 부위에 수분을 공급하고 탄력 있고 촉촉한 피부로 개선시키는 젤입니다.

## 청려 관리 차침

차침을 통해 피부 진피층을 자극해 콜라겐을 활성화시켜 피부노화방지(산성화 방지) 및 색소침착 흉터, 태선화 부위 제거에 효험이 있는 성장촉진 인자를 진피층으로 침투시키며, 청려결 정안침, 청려결 재생침을 통해 처진 진피층을 채워 올려서 피부 재생과 탄력 개선 및 색소침착 및 태선화 부위 개선에 효과적입니다.

## 청려 자가 관리 홈케어

아토피 피부질환 치료는 내부적인 치료와 외부적인 치료가 중요하며, 더불어 아토피 치료에 있어서 큰 영향을 줄 수 있는 부분이 홈케어입니다. 홈케어는 치료가 진행되거나 치료를 끝낼 때도 꾸준히 지속적으로 관리가 필요한 부분입니다.

아침, 저녁으로 모든 사람이 몸과 얼굴에 바르는 것이 화장품입니다. 화장품의 선택은 전문가의 조언이나 개인적 취향 등으로 선택하게 되는데, 아토피 피부라면 화장품 선택과 피부 보습에 신중해야 한다는 것은 누구나 알고 있는 사실입니다.

하늘토한의원 연구진이 수년간의 연구 끝에 개발한 순수 천연 생약 성분과 최첨단 바이오 생명공학으로 식물에서 추출한 최고의 항노화 성분이 결합된 여드름 전문 화장품인 'HNT LAB'은 각종 항생제나 스테로이드제, 보존제 등이 들어 있지 않아 누적된 연고 사용으로 인한 피부염의 고착화나 내성, 중단 시의 리바운드 현상 등의 부작용이 없고 영유아와 임산부까지 사용이 가능합니다.

하늘토한의원 의료진이 엄선한 한약 추출 성분과 식물, 히아룬산, 콜라겐, 태반, 비타민C, EGF 등이 피부조직의 기혈 순환을 활성화시켜 아토피 피부염을 효과적으로 예방해 줍니다. 피부 상태와 아토피 피부염 상태에 따라 홈케어 처방과 사용량이 맞춤식으로 적용됩니다.

### 세안
꼼꼼히 세안하되 건조한 피부에 맞는 약산성 클렌징 제품으로 자극을 최소화하여 문지르지 않고 세안합니다.

### 딥클렌징
피부 유형에 따라 주 1회 딥클린징을 해 줍니다.

### 수면
충분한 수면을 취합니다. 아토피 피부염이 갑자기 올라오거나 간지러운 경우, 안색이 어두워지면 더욱 더 충분한 수면을 취해야 합니다.

## 음식

신선한 과일이나 야채 그리고 물을 자주 섭취해 주며 소화에 지장을 주는 음식, 자극적이거나 밀가루 음식, 속을 차게 하는 음식, 기름진 음식은 피합니다.

## 토너 사용과 보습, 영양공급

하늘토 토닝젤은 피부에 보습을 주는 젤 형태입니다. 1차적으로 피부를 즉각적으로 진정시켜주며 저자극 재생 유기농 제품으로 진정과 재생 탄력 증강 효과가 탁월합니다. 토너는 보습 작용이 뛰어나면서 트러블을 일으키지 않는 것을 선택해야 합니다. 시술 후나 아토피 피부질환으로 약해지고 손상 받은 피부는 진정과 보습 적절한 영양이 공급되어야 맑은 안색을 유지하고 항노화 효과가 있습니다.

## 화장

화장은 피부 호흡을 방해하므로 너무 두껍게 하지 않으며 예민한 피부 전용 화장품을 사용하는 것이 좋습니다. 그리고 자외선 차단제를 꼭 사용해야 합니다.

## 간지러움 완화

아토피와 피부질환의 경우 건조함으로 인해 소양감이 발생하는 경우도 있기 때문에 간지러움이 동반될 때는 긁지 말고 젤 형태의 화장품을 냉장 보관하였다가 차갑게 도포하여 피부의 열을 즉각적으로 내려주고 진정시켜주는 것이 좋습니다.

**생활 습관 교정**

아토피 피부염은 단시간 내에 치료되는 질환이 아니라 최소 수개
월의 꾸준한 치료와 관리가 필요한 질환입니다. 하늘토한의원에서는
직접적인 치료하는 방법 이외에 아토피 피부염과 피부질환의 완화를
위해 여러 가지 생활 습관 교정을 통하여 더 빠른 치료와 유지관리가
가능하게 합니다.

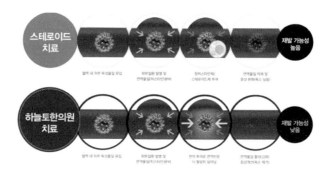

# 하늘토 토닝젤

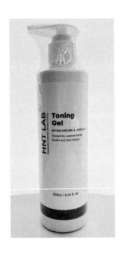

한방 보습 성분으로 산뜻한 진정 효과 '하늘토 토닝젤'

### 특징

– 쿨링 효과로 민감한 피부의 자극을 진정시켜 줍니다.

### 효능 효과

산뜻한 젤 타입의 토너로 피부의 유수분 밸런스를 맞춰줍니다.

센텔라아시아티카, 감초추출물의 천연식물추출물 함유로 예민하고 자극받은 피부를 진정시킵니다.

센텔라아시아티카 (병풀잎추출물)

– 자극으로 약해진 피부를 진정

- 피부 탄력 강화

감초 추출물

- 피지 조절, 색소침착 방지

- 비타민A, B를 비롯한 비타민C가 풍부하여 피부를 촉촉하게 유지

- 피부 트러블에 유연하게 작용하여 거칠어진 피부진정

아데노신

- 콜라겐 합성 촉진

알란토인

- 식물에서 유래된 활성 보습 성분

- 진정 효과가 뛰어남.

- 세포 재생에 도움을 주고 피부 보호 효과가 뛰어남.

사용방법: 세안 후 토너 단계에 적당량 얼굴에 흡수시킨다.

* 냉장 보관하였다가 차갑게 발라주면 진정 효과가 더 뛰어납니다.

히알루론산 (수분함량이 600배)

- 피부의 수분 증발을 방지

- 촉촉한 피부를 유지

- 피부 보호 및 항균 효과

호호바오일

- 피부 유연성을 향상시키고 탄력을 부여

- 유해 물질로부터 피부를 보호하고 수분 증발을 차단

- 피지를 조절하여 민감한 피부나 문제성 피부로의 예방

알지닌

– 피부의 산화 방지 효과가 뛰어남.

– 피부의 PH 밸런싱 조절

– 콜라겐의 활동에 관여하여 건강한 피부 개선 관리에 도움

녹차 추출물

– 자극받은 피부를 개선하고 흔적 관리에 도움

– 피부를 보호 및 천연 보습막을 형성해 촉촉하고 매끄럽게 관리

초피나무 추출물

– 비타민C와 비타민E를 함유

– 외부 환경으로부터 피부를 보호

무알콜, 무색소의 고보습 화장품으로 모든 피부, 건성 및 문제성, 아토피, 염증성, 민감성 피부에 사용 가능합니다.

# 릴리프 세럼

피부를 촉촉하게 가꾸어주는 '릴리프 세럼'

## 특징

피부의 수분을 공급하는 히아루론산과 녹차 추출물의 항산화 효과로 피부에 보습감을 줍니다.

– 붉은 피부 등 문제성 피부에 수분 보습.

사용방법: 토닝젤 → 릴리프 수분 세럼 → 리페어 재생 크림.

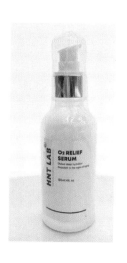

## 효능 효과

유수분 밸런스를 맞춰주는 릴리프 세럼으로 피부를 진정시키고 건조한 피부에 수분을 보습합니다.

히알루론산, 호호바 오일의 함유로 건조함을 개선시키고 건강하고 촉촉한 피부로 만드는 고보습 세럼입니다.

피부 유연과 보습 및 모공 관리에 도움을 주며 아토피 피부뿐만 아니라 여드름 피부, 수분 부족형 지성피부 등 모든 피부에 사용이 가능합니다.

히알루론산 (수분함량이 600배)
- 피부의 수분 증발을 방지
- 촉촉한 피부를 유지
- 피부 보호 및 향균 효과

호호바 오일
- 피부 유연성을 향상시키고 탄력을 부여
- 유해 물질로부터 피부를 보호하고 수분 증발을 차단
- 피지를 조절하여 민감한 피부나 문제성 피부로의 예방

알지닌
- 피부의 산화 방지 효과가 뛰어남.
- 피부의 PH 밸런싱 조절
- 콜라겐의 활동에 관여하여 건강한 피부 개선 관리에 도움

녹차 추출물
- 자극받은 피부를 개선하고 흔적 관리에 도움
- 피부를 보호 및 천연 보습막을 형성해 촉촉하고 매끄럽게 관리

초피나무 추출물
-비타민C와 비타민E를 함유
- 외부 환경으로부터 피부를 보호

# 노아 알로에 젤

무알콜 무색소의 퓨어 수딩 '노아 알로에 젤'

## 특징

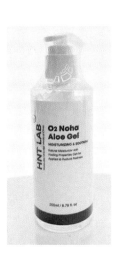

- 무알콜, 무색소의 고보습 젤로 알로에 추출물과 알로에 베라잎 성분이 함유되어 있어 붉고 민감한 아토피 피부를 진정시켜 줍니다.
- 모든 피부, 건성 및 문제성, 아토피, 염증성, 민감성 피부에 사용 가능합니다.
- 얼굴에 열감이 오르거나, 아토피 부위가 간지러울 때 차갑게 도포해 주어 진정팩으로 활용하면 좋습니다.

## 효능 효과

자외선과 열기에 지치고 손상된 피부를 빠르게 진정시켜주는 워터 젤 타입의 고보습 알로에 베라 젤입니다.

비타민E 성분과 판테놀 성분의 함유로 아토피 피부와 자극받은 피부에 충분한 수분감을 주어 진정에 도움을 줍니다.

알로에베라잎 추출물
– 피부를 부드럽고 유연하게 관리
– 수분 보유량이 많아 피부 보습력 유지에 관여
– 민감하고 예민해진 피부를 순하게 진정

토코페롤아세테이드
– 피부 결을 부드럽고 윤기 있게 관리

소듐하이알루로네이트
– 피부의 수분 증발을 방지
– 촉촉한 피부를 유지
– 피부 보호 및 항균 효과

판테놀
– 피부 보습
– 피부 속 수분을 공급해 촉촉한 피부를 유지

# 리페어 크림

민감한 피부에 딱 맞는 '리페어 크림'

## 특징

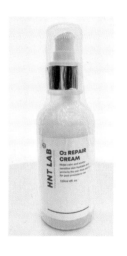

– 손상 받아 붉어진 아토피 피부를 진정시
켜 건강한 피부로의 컨디션 회복에 도움
을 줍니다.

– 피부 보습에 좋은 저자극 크림으로 예민
한 피부에도 편안함을 줍니다.

사용 방법: 토닝젤 → 릴리프 세럼 → 노아
알로에 젤 → 리페어 재생 크림.

## 효능 효과

건조하고 붉어진 피부에 즉각적인 진정 효과와 피부장벽을 강화시
켜줍니다.

7가지 식물 추출물의 피부 보습 효과로 붉고 예민한 피부에 적합한

재생 크림입니다.

세라마이드와 올리고펩타이드 성분으로 지친 피부를 건강하게 회복시켜 줍니다.

세라마이드3

　– 피부 속 수분 장벽을 강화

　– 충분한 수분 공급

에스에이치 올리고 펩타이드

　– 피부 주기의 순환을 촉진

토코페릴아세테이트(비타민E)

　– 피부 결을 부드럽고 윤기 있게 관리

7가지 식물 추출물과 효과

| | |
|---|---|
| 당근 추출물 | 피부진정 보습, 탄력 |
| 현미 추출물 | 피부 결 개선, 수분공급 |
| 순무 추출물 | 피부 진정 |
| 브로콜리 추출물 | 콜라겐 합성, 피부 보호 능력 향상 |
| 셀러리 추출물 | 비타민C, 피부 손상 예방 |
| 토마토 추출물 | 비타민A,C / 피부 보습 |
| 양배추 추출물 | 피부 보습, 피부톤 |

# 하늘토만의 아토피 한약 처방법

아토피 피부염은 열 때문에 생기는 증상입니다. 하지만 이 열이라는 것을 절대적인 개념이 아니라 상대적인 개념으로 이해해야 합니다.

열이 상부에 몰리는 동안 몸의 하부에는 차가운 기운이 쌓이게 됩니다. 보통 임상적으로 열이 생기는 근본 장부가 어디냐에 따라서 어떤 처방을 사용하는지가 달라집니다. 따라서 하늘토 한약은 개개인별로 문제가 생기는 장부를 파악하여 개별 처방을 합니다.

처음에 오셔서 치료받으실 때는 우선 환약을 처방해드립니다. 환약은 체내에 독소를 빼내 주고 기혈의 흐름을 좋게 만들어주는 처방으로 각각 소화기계, 자궁 및 비뇨 생식기계, 대장계 등 우선적으로 독소를 제거해야 하는 부분에 작용하게 됩니다. 각각 청포환(소화기계), 쾌통환(대장계), 면포환(자궁 및 비뇨 생식기계)으로 이름이 지어져 있습니다.

이는 하늘토 의료진이 수년간 연구하여 만들어낸 처방으로, 탕약을 복용하기 전에 혹은 탕약 복용과 동시에 드시게 되면 근본 치료를 하는 데 큰 도움이 됩니다.

  환약은 상태에 따라서 1주 정도 복용을 하시게 되며 초진 시에 각
종 검진과 진단을 바탕으로 처방이 준비되며 치료 시작 1주 이후부터
는 탕약을 복용하시게 됩니다.

# 치료 중 주의해야 할 아토피 피부 관리

### 올바른 세안

클렌징 방법을 숙지하여 절대로 피부에 자극이 가지 않는 방법으로 하루에 2회 정도 세안을 하셔야 합니다. 강한 클렌징은 아토피 피부염을 악화시킨다는 것 명심하세요.

### 자외선

자외선을 피하셔야 합니다. 자외선을 많이 받으면 아토피 부위에 색소침착이 남을 가능성이 있습니다.

### 술, 담배

술, 담배는 혈액순환에 장애를 가져와 아토피 피부염을 악화시킵니다. 특히 술은 열과 직접적인 관계가 있으니 피하십시오.

## 화장법

화장은 가볍게 하는 것이 좋습니다. 두꺼운 화장은 모공을 더욱더 막을 가능성이 있고, 클렌징 시에 더 많은 자극이 가해질 가능성이 높으므로 화장은 가볍게 하시는 것이 좋습니다.

## 식생활

식생활의 변혁이 필요합니다. 인스턴트, 가공식품, 기름기 많은 음식은 여드름을 더욱 악화 시킵니다. GI·GL수치가 낮은 채소류 등의 섭취가 중요합니다.

## 스트레스

스트레스는 아토피를 악화시키는 요소 중 하나입니다. 강한 스트레스 후에 아토피가 악화되는 현상을 많이 경험하셨을 겁니다. 자기만의 스트레스 해소 방법을 하나쯤은 가지고 계시는 것도 좋겠지요.

## 아토피, 긁으면 안 돼요

아토피는 긁으면 안 됩니다. 2차 감염의 우려뿐만 아니라 차후에 아토피 흉터, 태선화로 발전할 가능성이 있기 때문입니다.

## 심한 운동

안면에 홍조가 발생할 수 있을 정도의 무리한 운동은 삼가셔야 합니다. 우선 안면부의 열은 아토피를 악화시킬 가능성이 높고, 땀이 많이 날 경우는 오히려 박테리아의 증식을 도와주는 형국이 됩니다.

또한 수영 같은 운동을 하시면 얼굴을 자주 문지르게 되므로 아토피가 있으신 분들은 주의하세요.

### 열을 피하세요

열이 많이 나는 사우나는 당연히 금하여야겠지요. 그리고 매운 음식도 열을 발생시키므로 삼가는 게 좋습니다.

### 충분한 숙면

충분한 숙면을 취하는 것이 좋습니다. 불규칙한 수면 습관은 몸의 호르몬 대사의 변화를 가져올 수 있을뿐더러 건강을 해치게 되므로 규칙적인 수면 습관이 중요합니다.

# 하늘토의 흉터 치료

## 활침(活針) 시스템의 치료원리

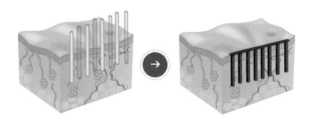

### 청려-활침 시스템

청려-활침 시스템은 아토피 흉터와 태선화 등의 흉터를 제거하는 하늘토의 흉터 치료 시스템으로 아토피 치료 후 나타나는 색소침착이나 손상되거나 위축된 피부조직을 재생시켜 피부 안색을 맑게 하고 흉터로 인한 피부가 울퉁불퉁해진 피부층의 재생을 활성화 하여 진피층 손상을 복구하는 진피 활성화 피부 재생 치료 시스템입니다.

활침 시스템은 피부 표면에서 진피층까지 미세하게 침 자극을 통하여 표피에서 진피층까지 만들어진 수만 개의 구멍이 약물이 전달되는 채널을 만듭니다. 이 채널을 통해 피부 타입에 맞게 흉터 재생과 안색 정화 등 목적에 맞는 재생인자를 피부 진피층까지 도달하게 하여 피부 표면을 깨끗하고 탄력 있게 하는 효과가 있습니다.

### 청려-활침活針 시스템 종류

#### 차침MTS

도르래 모양의 침으로 수직적인 자극과 차침이 굴러갈 때 생기는 수직적인 자극이 합쳐져 진피층의 재생을 극대화시키며, 흉터의 정도와 아토피 자국의 색소 정도를 판단하여 약물 선택 후 침투시킨다. 아토피 흉터 재생뿐만 아니라 피부 안색 정화, 모공축소, 주 름 개선 등에도 효과적이다.

#### 구궁침STR

흉터 내부의 섬유조직을 끊어 재생을 촉진 시키는 것으로 아토피 흉터 부위를 하나씩 하나씩 시술하며, 특히 치료가 힘든 잦은 피부 마찰로 인해 울퉁불퉁하게 파인 흉터 및 깊은 흉터 시술에 치료 효과가 크다.

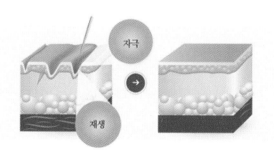

AMTS

작은 흉터 부위나 일정 부위의 흉터 부위에 집중하여 시술할 수 있는 방법으로 통증이 적고, 차침과 같은 피부 자극을 통해 재생을 촉진시킨다. 시술 속도가 빠르며 피부치료 목적에 따라 약물을 침투시켜 깊은 색소침착의 피부 흉터 재생 등의 효과가 있다.

알라딘 필링

미네랄 성분이 풍부한 산호 칼슘 성분의 $100\mu m$ Fractional Prickle 이 진피 상피층까지 침투하면서 혈액순환을 활성화시키고 Epidermal Cell의 분열을 촉진하여 두꺼워진 각질로 인해 상대적으로 얇아졌던 피부층을 정상적으로 회복시킬 뿐만 아니라 표피층과 모공 내에 쌓여서 탈락되지 않은 각질들을 제거해줌으로써 세포 주기를 가속화시켜 피부 재생을 촉진시킨다. 특히 아토피 흉터나 거친 피부 등에 효과적이다.

아토피가 발생했을 때 간지럽다고 피부염 부위를 심하게 긁거나, 오염된 손으로 만지게 되면 2차 감염의 우려뿐 아니라 흉터나 색소침착이 남습니다.

하지만 인체에는 재생력이 있습니다. 어느 정도 피부조직이 떨어져 나가 손상을 입게 되더라고 인체에는 스스로 재생할 수 있는 능력이 있으므로 손상된 조직, 떨어진 조직들이 다시 원상태로 돌아오는 힘이 있습니다.

그러나, 만일 새로운 피부를 만들기 위한 자원(콜라겐, 엘라스틴)을 이용하여 새로운 피부로 만들기 위한 일꾼(혈액)이 부족하다면 새로운 피부를 만들지 못하고 흉터가 생기게 됩니다.

치료할 때도 마찬가지입니다. 아토피 부위에 여러 가지 자극을 주어서 피부가 재생되도록 유도하는데, 새로운 피부를 만들 자원이나 일꾼이 부족하다면 절대로 피부가 재생되지 않습니다. 반대로 몸이 건강한 사람이 흉터 치료를 하게 되면, 더 빠른 회복력을 보입니다.

하늘토한의원에서는 한약을 복용하고 재생 관리를 해서 일꾼을 공급해 주고 '차침'을 이용하여 피부를 자극, 피부가 새로이 재생되도록 하는 침법을 사용합니다. 또한, 더욱 깊은 흉터를 없애기 위해 '구궁침'을 사용합니다.

아토피 피부염은 없어지고 난 뒤에도 피부에 흔적을 남겨 놓아 환자를 괴롭힙니다. 보기 흉한 아토피 흉터는 건강한 사회생활을 하는데 매우 좋지 않은 영향을 끼칩니다. 벌겋고 거무죽죽한 아토피 흉터를 이제 하늘토의 흉터 치료 시스템으로 한번 치료해 보십시오.

## 치료 원리-구궁침 시스템을 이용한 치료

아토피 흉터 치료의 핵심이 되는 차침은 주로 MTS라고 불리는데, 이것은 도르래 모양의 침으로 이미 오래전부터 피부질환 치료에 애용되었던 침입니다. 수직적인 자극을 통해 진피층을 재생시키는 일반 레이저 치료와는 차별되게, 수직적인 자극과 차침이 굴러갈 때 생기는 수평적인 자극이 합쳐져 진피층의 재생을 극대화시키며, 흉터의 정도와 여드름 자국의 색소 정도를 판단하여 그에 맞는 약물을 침투시킴으로 인해 빠른 속도의 재생력과 피부 미백 효과를 얻을 수 있는 장점이 있습니다.

또한 하늘토한의원만의 구궁침 시술은 흉터가 깊어 차침으로 효과를 얻기 어려운 부분에 대해 집중적인 자극을 가해서 더 빠르고 보다 효과적으로 흉터가 치유될 수 있도록 해 줍니다.

이렇게 차침과 구궁침의 각각의 역할이 합쳐져 시너지 반응이 생기고 이를 통해서 더욱 효과적으로 치료가 됩니다.

### 차침

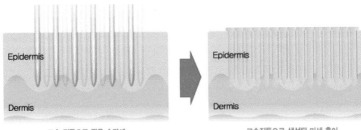

고속 진동으로 짧은 순간에
여러번의 스템핑을 하게 되어
매끄럽고 촘촘한 미세 홀이 생성된다.

고속진동으로 생성된 미세 홀이
매끄럽고 촘촘할수록 약물의 피부장벽
투과율과 재생 효과가 증가한다.

차침은 오래전부터 한의학계에서 사용한 침법입니다. 도르래처럼 만든 도구에 침을 설치하여 피부에 자극을 주거나 넓은 부위를 치료하기 위한 침 종류의 한 가지였습니다.

이를 최근에 많이 알려진 MTS나 MRS 등으로 응용하여서 피부치료, 특히 아토피 치료나 아토피 흉터, 더 나아가 여드름 흉터나 모공축소, 피부톤 개선, 피부 탄력도 증가 등의 목적으로 사용하고 있습니다. 또한 탈모나 튼살 등에도 많이 응용하고 있는 게 현실입니다.

하지만 차침도 엄밀히 말하면 침의 일종입니다. 그렇다는 것은 차침도 시술자의 기술이나 숙련도에 많은 영향을 받는다는 뜻입니다. 최근 나온 MTS가 사용하기에 안전하고 부작용이 없다고 하나 그 효과에 대해서는 반신반의하시는 분들이 계십니다. 이것은 MTS 자체의 문제가 아니라 시술하는 사람의 기술력 부족이나 성의 부족이라 생각합니다.

하늘토 차침은 특별한 도구를 사용하는 것이 아닙니다. '하늘토 차침'이란 하늘토한의원 의료진들의 차침을 다루는 의료 기술이 가미된 이름입니다.

레이저도 치료가 잘되는 병원과 치료가 안 되는 병원이 있듯이 차침으로 치료하더라도 잘 치료가 되는 병원과 그렇지 않은 병원이 있습니다. 하늘토한의원 의료진들은 하늘토 차침을 다루는 남다른 노하우가 있습니다.

### 구궁침 – 하늘토한의원만의 치료법

●청려-활침(活鍼)스템

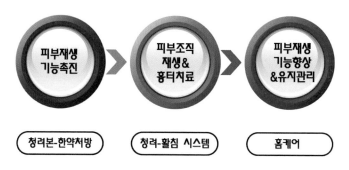

최근에 아토피 흉터에 관련된 치료법은 매우 다양합니다. 피부과에서 사용하는 레이저를 비롯하여 화학적 박피, 물리적 박피 이외에 메조롤러라 불리는 방법까지 매우 다양합니다. 이러한 치료법들은 각자 나름대로 의미를 갖고 임상적으로 쓰이고 있으며 그 효과 또한 어느 정도 인정되고 있습니다.

하지만 다양한 형태의 아토피 흉터에 대응하기에, 한 가지 시술만 가지고는 큰 효과를 보기가 어렵습니다. 여러 가지 형태의 아토피 흉터에 대응하기 위해서는 다양한 시술법을 사용해야 합니다.

하늘토한의원 의료진들은 잘 치료가 되지 않는 아토피로 인한 태선화 흉터를 치료하기 위해 수년간 연구하여 한 가지 치료법을 개발하였습니다.

하늘토 침법인 '구궁침'이란 태선화 부위의 응축되어 울퉁불퉁한 흉터를 효과적으로 치료하는 침법입니다. '구궁침'을 통하여 차침으로 효과가 미진했던 깊은 아토피 흉터에 의미 있는 개선 효과를 보고 있습니다. '구궁침'은 다양한 형태의 아토피 흉터에 각각 적용할 수 있는 하늘토한의원만의 아토피 흉터 치료법입니다.

## 국내 최고 피부질환 전문 하늘토한의원

2023년 3월 20일부터 드디어 실내외에서 마스크를 벗을 수 있게 되었다. 헬스, 배드민턴 등 운동을 하고 있는 분이라면 매우 반가웠을 것이다. 이렇게 길고 길었던 코로나 팬더믹도 이제 출구를 찾아가고 있나.

여드름이나 각종 피부염으로 고생하시는 분 중에서는 마스크를 써야만 했던 지난 시간이 오히려 고마웠다고 말하는 사람들도 있었다. 마스크로 인해 약점을 가릴 수 있었으며, 화장을 덜 하다 보니 개선되었다는 얘기도 있다.

아토피 피부염은 현대에 들어와서 확연히 늘어난 것이 사실이다. 20세기 이전까지만 해도 아토피 피부염은 어렸을 때 나타났다가 나이가 들면서 면역이 형성되어 더 이상 나타나지 않게 되는 경우가 대부분이었다. 하지만 최근에 들어서는 성인들에게서 발병률이 늘어나고 있다.

이 책을 통하여 아토피 피부염을 비롯하여 각종 피부질환에 대한 한방치료 방법을 제시하고 여러 사례들을 소개했다. 지금도 각종 피부염을 고생하고 있는 분이 있다면 부작용이 없고, 자신의 면역력을 높여서 치료하게 되는 한방치료를 시도해 볼 것을 권하고 싶다.

끝으로 이 책이 나오기까지 물심양면으로 도와준 우리 하늘토한의원 수원점 직원들 그리고 서울아산병원 전문의 정재현 선생님을 비롯하여 매직하우스 백승대 대표 및 직원에게 깊은 감사의 말씀을 전하며, 특히 저의 스승이시고 인생의 멘토가 되어주시는 김동희 교수님께 감사드린다.

하늘토한의원을 통하여 많은 사람이 아토피 피부염으로부터 해방되어 행복한 삶이 실현되길 바란다.

2025년 4월 15일

정우현

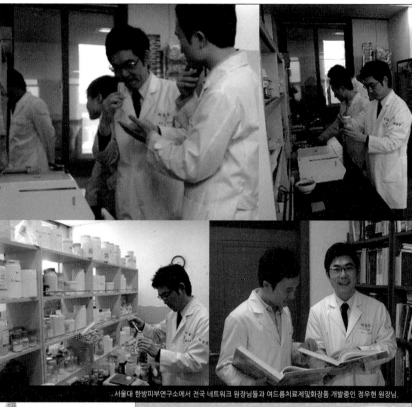

. 서울대 한방피부연구소에서 전국 네트워크 원장님들과 여드름치료제밀화장품 개발중인 정우현 원장님.

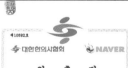

네이버 지식iN 의료상담 한의사로 활동중이신 정우현 원장님

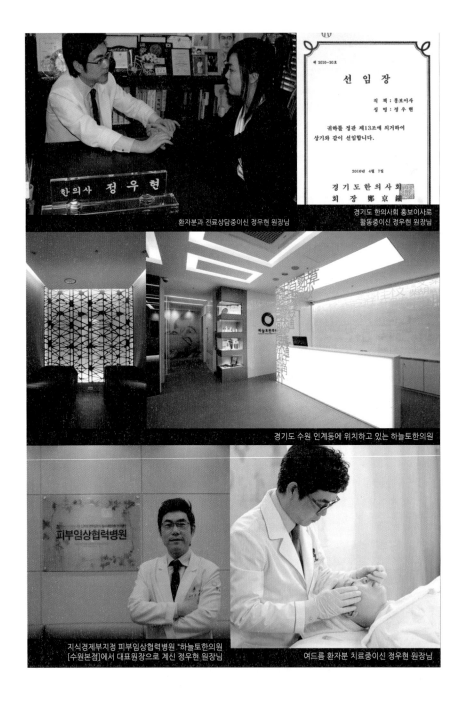

선임장

제 2010-20호

직 책 : 홍보이사
성 명 : 정우현

귀하를 정관 제13조에 의거하여
상기와 같이 선임합니다.

2010년 4월 7일

경기도한의사회
회 장 鄭京鎭

한의사 정우현

환자분과 진료상담중이신 정우현 원장님

경기도 한의사회 홍보이사로
활동중이신 정우현 원장님

경기도 수원 인계동에 위치하고 있는 하늘토한의원

피부임상협력병원

지식경제부지정 피부임상협력병원 "하늘토한의원
[수원본점]에서 대표원장으로 계신 정우현 원장님

여드름 환자분 치료중이신 정우현 원장님

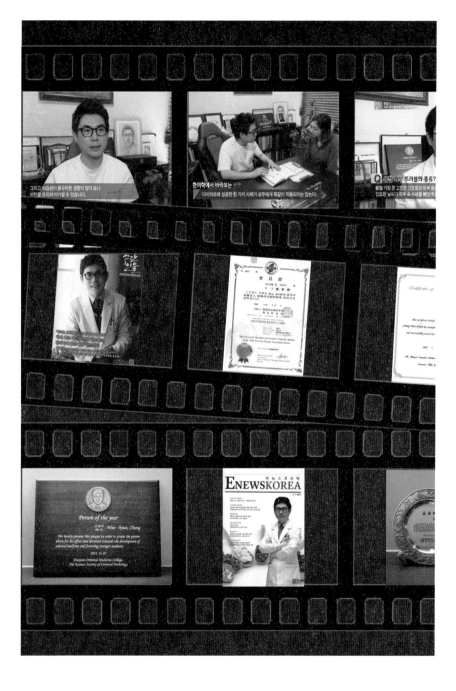

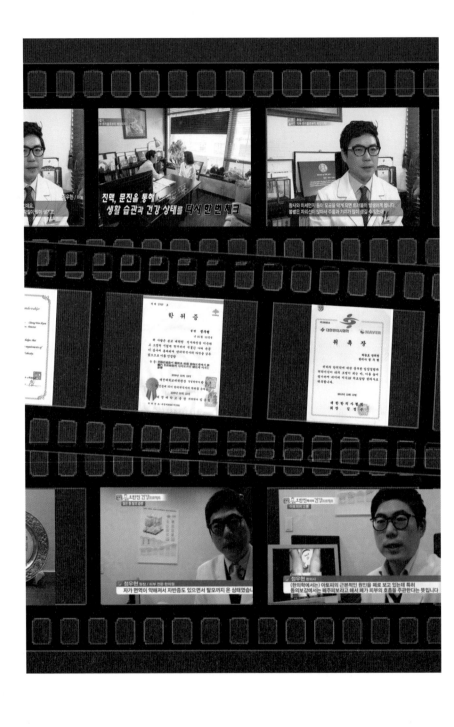